AF299322

DE LA GOUTTE,

DE SA NATURE, DE SES CAUSES,

ET DE SON TRAITEMENT PRÉSERVATIF, PALLIATIF ET CURATIF.

DE LA GOUTTE,

DE SA NATURE, DE SES CAUSES,

ET

DE SON TRAITEMENT PRÉSERVATIF, PALLIATIF ET CURATIF;

Par P. GALTIER BOISSIÈRE,

Docteur en Médecine de la Faculté de Paris.

Ἄσκησις ὑγιείης, ἀχορίη τροφῆς, ἀοκνίη πόνων.
(Ἱπποκρατους, Ἐπιδημιῶν τὸ ἕκτον.)

Τοῦτο ουθεως βαδίζειν αὐτους ποιεῖ.
(Ἀλεχάνδρου Τραλλιάνου, Βιβλιον ἐνδέκατον.)

PARIS.

VICTOR MASSON, LIBRAIRE-ÉDITEUR,

place de l'École-de-Médecine, 17.

—

1860

DE LA GOUTTE,

DE SA NATURE, DE SES CAUSES,

ET DE SON TRAITEMENT PRÉSERVATIF, PALLIATIF ET CURATIF.

AVANT-PROPOS.

> . . . . . Quæque ipse miserrima vidi,
> Et quorum pars magna fui. . . . .
> (VIRG., *Æn.*, l. III.)

J'ai l'intention d'exposer dans ce travail ce que j'ai appris sur la goutte en lisant les auteurs, en écoutant mes maîtres, en observant les malades, et aussi par ma propre expérience.

Une suite de quatre générations au moins m'a transmis sa prédisposition à cette maladie; mes jeunes ans ont été attristés par le spectacle des tortures dont elle a longuement martyrisé mon père, et deux fois déjà, à une année environ d'intervalle, j'en avais subi des attaques caractérisées, quand, par un traitement qui n'a rien de bien nouveau, mais que, comme tant d'autres belles et bonnes choses, l'on a en grande partie renouvelé des Grecs, je m'en suis, depuis plus de treize ans, presque entièrement préservé.

Je préfère dire préservé plutôt que guéri, parce que, à diverses reprises, j'ai été averti que je ne pourrais pas, sans inconvénient, négliger de mettre en pratique journalière les règles diététiques et somascétiques, recommandées déjà dans les livres d'Hippocrate, et que ma conformation m'impose tout particulièrement. J'ai pu me prouver que les médicaments dont j'ai usé avec succès, et les principaux étaient certes connus depuis bien longtemps, puisque dès le vi^e siècle ils se trouvent vantés, à juste titre, dans les écrits d'Aetius d'Amida ; j'ai pu, dis-je, me prouver qu'ils ne sauraient faire à eux seuls ce qu'ils favorisent si merveilleusement quand, en les prenant avec méthode et réserve, on suit après cela un régime de vie assez sobre et par-dessus tout assez actif pour prévenir le retour d'un mal que ces puissants moyens pharmaceutiques peuvent bien d'abord soulager très-rapidement, mais qu'ils ne sauraient par eux-mêmes définitivement guérir.

Hippocrate, dans la 4e section du vi^e livre sur *les Épidémies*, disant que pour le *maintien de la santé*, il faut d'abord *ne pas manger trop*, et ensuite *ne pas s'exercer trop peu*, nous a enseigné la prophylaxie de plusieurs maladies et plus spécialement celle de la goutte.

Un autre médecin grec, Alexandre de Tralles, nous a transmis, dans le xie livre de ses œuvres, non-seulement les meilleurs agents thérapeutiques de cette affection, mais encore il nous a indiqué, ce qui est tout aussi important, le moyen d'en rendre les bons effets durables. Il reproduit plusieurs formules de préparations, dans lesquelles entre principalement l'hermodacte; et après avoir constaté que ces remèdes *calment sur-le-champ les douleurs des goutteux*, ainsi qu'Aetius l'avait déjà affirmé dans le ive discours de son iiie tétrabible, Alexandre ajoute que quand les malades ont pris ces médicaments, *cela les fait aussitôt marcher*.

Enseigner aux goutteux qu'il n'y a que la sobriété qui, avec la gymnastique, puisse empêcher l'arrivée ou le retour de leur mal; puis que si l'hermodacte leur est avantageux, c'est parce qu'il les soulage momentanément assez pour leur permettre l'exercice muscu-

laire, dont la continuité peut seule les garantir de nouvelles attaques. C'est bien là ce qu'il y avait de plus utile à leur apprendre;
à cause de cela, j'ai pris pour épigraphe de toute cette étude les re-
marquables paroles d'Hippocrate et celles d'Alexandre.

Ces antiques recommandations me paraissent être encore aujour-
d'hui le dernier mot de la science sur ce point, et tout ce qui s'est
fait depuis, comme je tâcherai de le démontrer, n'a eu de valeur
qu'autant que cela a servi à faire comprendre la grande importance
de ces préceptes.

La science moderne a permis de rationaliser et de systématiser les
divers moyens de traitement des anciens Grecs, mais en définitive ils
sont les mêmes que ceux qu'avait déjà vantés Aetius : après la *sobriété*, l'*exercice* et les *frictions;* l'*hermodacte* et les *alcalins*.

On pourrait peut-être voir ici une preuve à l'appui de ce qu'avance
M. Littré, à la page 223 de l'introduction dont il a enrichi son édition des œuvres des médecins de Cos, dans laquelle il dit : «Il n'est
pas un développement, le plus avancé de la médecine contempo-
raine, qui ne se trouve en embryon dans la médecine antérieure. »

Il est à remarquer, en effet, que si la chimie et les physiologistes
de ce siècle nous ont parfaitement expliqué, comme on le verra plus
loin, pourquoi les gens prédisposés à la goutte, ceux surtout qui en
sont déjà affectés, doivent manger peu, pour quel motif ils sont
tenus à faire beaucoup d'exercice, les anciens avaient déjà eu le
grand mérite d'en formuler nettement la règle, bien avant que l'on
pût en donner la raison scientifique.

De nos jours, les recherches d'hématonomie ont fait découvrir à
M. Garrod et à M. Lehmann l'acide urique en excès dans le sang des
goutteux ; mais, depuis fort longtemps, les anciens humoristes y
avaient deviné la présence de cette matière peccante. Ils en provoquaient même l'élimination par l'hermodacte, sans avoir étudié l'action des colchicacées sur les urines, et tout en ignorant ce que
M. Chelius a le premier montré, à savoir : que les préparations de
ces plantes doublent assez rapidement la proportion d'acide urique

éliminée par es goutteux. Hippocrate avait recommandé l'exercice, et M. Lehmann a prouvé expérimentalement que le travail musculaire diminue la quantité d'acide urique, et augmente celle de l'urée. Jusqu'à Leuwenhoeck et Eichorn, on n'avait pas sérieusement avancé l'étude de la structure de la peau et des innombrables organes excréteurs qu'elle renferme; c'est à nos contemporains MM. Flourens et Sappey que l'on en doit la connaissance exacte; ce dernier, donnant une base sérieuse à ses calculs, a réduit à 500,000 le nombre de nos glandes sudorifères, que Leuwenhoeck avait eu tort de porter à 2 milliards chez l'homme; c'est à Sanctorius et à Dodart que l'on doit la connaissance importante de la transpiration insensible, au moyen de laquelle chaque jour la peau élimine du corps 1 kilogramme d'eau, c'est-à-dire le double de la quantité exhalée en même temps par le poumon, tandis que la moyenne de celle de l'urine est de 1250 grammes; M. Bouchardat nous a, dans ces derniers temps, démontré l'immense utilité de la conservation de l'activité de toutes les fonctions de la peau; mais, déjà bien avant l'ère chrétienne, on avait vanté les bains et les frictions pour ranimer les fonctions d'organes dont on ne connaissait certainement ni le nombre ni le rôle. L'étude des propriétés endosmotiques des solutions salines est toute récente; c'est hier que M. Favre a trouvé dans la sueur des goutteux l'acide sudorique ou hydrotique, si analogue, par sa composition, à l'acide urique; et cependant les anciens s'étaient déjà servis de l'application des alcalins sur la surface cutanée, pour agir et sur le sang et sur les autres liquides de l'économie, et sur les tophus de la goutte.

Libre à ceux qui dédaignent, oublient, ou ignorent ces prescriptions d'Hippocrate et celles d'Alexandre, de vouloir faire toujours dire à Sydenham que le traitement de la goutte se trouve encore au fond du puits de Démocrite; à Boerhaave et à Van Swieten, qu'il faut être un charlatan pour en promettre la guérison!

Tout en admirant, comme ils le méritent, les travaux et les découvertes des anciens, je ne prétends pas qu'il faille s'arrêter dans une satisfaction béate et passive de leurs œuvres, ainsi qu'on l'a fait trop souvent, surtout à l'occasion de la goutte. Pour le progrès de la médecine, comme pour celui de toute autre science, il est nécessaire de tenir compte de ce qu'ont fait nos prédécesseurs, et de partir nous-mêmes de leur point d'arrivée, afin de nous avancer dans la connaissance de plus en plus exacte des maladies, de leurs causes et de leur traitement. Cependant il faut, pour tirer profit de ces recherches, non-seulement examiner leurs travaux librement et avec un esprit critique, mais aussi avec soin et bienveillance.

Les grands auteurs sur l'autorité desquels les Dominique Raymond veulent s'appuyer, pour avancer que la goutte est et restera incurable, n'ont pas tenu un langage aussi affirmatif qu'on le leur prête; et puis Sydenham, Boerhaave et Van Swieten, me paraissent avoir manqué à leurs devoirs vis-à-vis des anciens : le premier en faisant trop fi de leurs écrits; les autres, par manque d'indulgence à leur égard, ce qui les a empêchés d'expérimenter par eux-mêmes les moyens particulièrement vantés par Alexandre.

Si l'Hippocrate anglais, qui, pour cette maladie du moins, se trouvait dans le cas exigé par Montaigne pour qu'on puisse faire de la bonne médecine, a nié qu'il existât de son temps un bon traitement de la goutte, c'est peut-être parce que ce grand homme, qui nous a si bien décrit ce qu'il avait longuement étudié sur lui et sur beaucoup d'autres, ayant tant fait par lui-même, n'a pas tenu assez compte de ce qu'on avait fait avant lui; et l'on pourrait demander à ceux qui, encore aujourd'hui, veulent s'en rapporter servilement à tout ce que cet éminent observateur a pu écrire, s'ils oseraient également renouveler, dans une semblable occasion, le conseil qu'il donna au jeune Richard Blackmore, qui le priait de lui indiquer les livres dont la lecture pourrait lui être utile après les siens, pour se former à la pratique de la médecine. Sydenham, pour lui montrer le peu de cas qu'il faisait des divers auteurs et de ses contemporains, lui répondit : « Mon ami, lisez Don Quichotte, c'est un bon livre; je le lis en ce moment » (Dumas, *Notice sur Sydenham*, p. 22).

On ne pourrait certainement pas adresser un reproche du même
genre au savant Boerhaave ni à son si érudit élève Van Swieten, et
cependant ni l'un ni l'autre ne disent un seul mot de l'hermodacte
et de ses merveilleux effets. Van Swieten cite à plusieurs reprises
Aetius d'Amida, Alexandre de Tralles et Paul d'Égine, mais il paraît
n'avoir ajouté aucune foi à tout ce que ces trois auteurs ont successivement dit d'un médicament auquel ils attachent la plus grande
importance après l'avoir longuement expérimenté. Il se montre
même bien sévère pour Alexandre, et parce que celui-ci, après avoir
fait connaître avec beaucoup de soin une médication qu'il n'affirme
être excellente qu'après l'avoir étudiée sur les autres et sur lui-
même, et ne parle ensuite qu'en simple historien, et en homme de
son temps et de son pays, de beaucoup d'autres remèdes insigni-
fiants, et même des talismans et des amulettes qu'on employait alors
contre la goutte, Van Swieten ne tient aucun compte des affirmations d'Alexandre, touchant l'hermodacte; et dans son commentaire
au 1273ᵉ aphorisme de son maître Boerhaave, il écrit dédaigneuse-
ment : « Videat, qui lubet, vana illa inficeta, et superstitiosa reme-
« dia, quæ apud Trallianum habentur in fine libri undecimi, in quo
« de podagrâ agit. »

Un homme tout aussi érudit que le professeur de Vienne traite
bien plus favorablement cet ancien médecin ; dans la section VI du
chapitre 2 de son *Histoire de la médecine*, Kurt Sprengel dit :
« Alexandre de Tralles est un des auteurs les plus estimables de son
siècle, et je ne crois pas aller trop loin en le préférant, sous le
rapport de la pratique, à tous les médecins modernes. »

Van Swieten, si peu indulgent pour l'apparente crédulité d'un
homme qui vivait plus de onze siècles avant lui, me paraît tout
aussi crédule ; car il admet lui-même la contagion de la goutte, et
cela, parce qu'il a lu qu'un chien avait contracté cette maladie en se
couchant sur les pieds d'un goutteux, qui lui-même s'en était guéri de
cette manière ; ou bien parce qu'on lui avait raconté qu'une femme
était devenue goutteuse pour s'être assise sur le fauteuil de son

frère, atteint de cette maladie. Enfin, sur quelques autres preuves du même genre, l'illustre commentateur, une des lumières de notre art, et qui, entre autres ouvrages, nous a laissé cinq énormes volumes in-4°, pleins de savoir et de bon sens, conclut, il y a de cela tout au plus un siècle, que la goutte est une maladie virulente et contagieuse, qui peut se transmettre par le simple contact et même médiatement, et il dédaigne, *sans expérimentation sérieuse*, les affirmations de médecins qui florissaient dans le VI⁰ et le VII⁰ siècle, et dont les expériences ont été depuis confirmées par plusieurs autres observateurs, et cela parce que l'un d'eux s'est occupé d'amulettes et de talismans.

Ce que je viens de dire de Sydenham et de Van Swieten prouve tout simplement, pour moi, qu'il est indispensable de mettre à profit ce qui a été fait avant nous, et qu'en examinant les travaux de nos devanciers, nous devons être assez reconnaissants des découvertes qu'ils nous ont léguées dans leurs écrits, pour procéder à cette investigation avec un certain respect et une grande indulgence, nous souvenant que leurs erreurs ou tiennent le plus souvent à l'imperfection de leurs moyens d'exploration, ou sont le fait des préjugés du milieu dans lequel ils ont vécu.

Quand j'étudie ces vénérables pages, je tâche d'avoir toujours présents à ma mémoire les sages conseils, si souvent oubliés, que saint Paul adressait aux Thessaloniciens, ép. I, ch. 5, vers. 19 à 22 : «N'éteignez jamais votre intelligence, ne méprisez pas les prophéties, mais examinez tout, pour en retirer ce que vous y trouverez de bon, en vous abstenant de ce qui vous paraîtra mauvais. » En agissant ainsi, on n'est plus exposé à jurer servilement d'après la parole d'un maître qui, après avoir fait quelques belles découvertes, voudrait nous persuader, comme il se l'est persuadé à lui-même, que toute la science doit partir de lui, ou bien, au contraire, à vouloir exiger la perfection absolue dans les choses faites par les hommes, et ainsi, ou à tout croire ou à tout nier.

Si je me suis permis de critiquer Sydenham et Van Swieten, c'est parce que, à cause même de la grande supériorité de leurs travaux sur la goutte, leurs erreurs ont longtemps pesé et pèsent encore sur ceux qui ont écrit et sur ceux qui écrivent sur ce sujet. Les savants auteurs du *Compendium de médecine pratique* disent (t. IV, p. 374) : « Avec Sydenham, on saura tout ce qui est pratique ; avec Van Swieten, on saura tout ce que l'on peut savoir. » En effet, presque tous ceux qui ont écrit sur la goutte ont copié ces auteurs ; les uns en l'avouant, les autres sans le dire ; et, malheureusement souvent, erreurs ou vérités, tout a été également copié.

Sydenham ayant avancé que la douleur était le meilleur remède de cette maladie : « Dolor in hoc morbo est amarissimum naturæ « pharmacum, » on en était venu à ce point, d'enseigner aux malades de mettre en pratique une philosophie thérapeutique qui, d'après Scudamore, avait pour devise : *Patience et flanelle.* C'est précisément ce mode de traitement que des médecins, disciples de Raymond, de Marseille, auteur du livre *Sur les maladies qu'il est dangereux de guérir,* avaient conseillé à mon père ; et cependant cette si prudente thérapeutique ne l'a pas empêché de souffrir horriblement pendant toute sa vie et d'être enlevé, jeune encore, par un accès de goutte viscérale.

Van Swieten, dans la très-savante analyse où il expose les divers modes de traitement de tous ses prédécesseurs, ayant fait ti de l'hermodacte, a beaucoup contribué à faire mettre en oubli ce puissant remède, jusqu'à ce que l'on soit allé le retrouver dans les arcanes des charlatans.

Il y a dans la société, et même parmi les médecins, plusieurs préjugés que j'attaquerai dans le courant de mon travail, avec d'autant plus de raison, qu'ils ont tous pour origine ou de vieilles erreurs médicales, ou une manière incomplète d'envisager le sujet ; puis surtout parce qu'ils sont nuisibles et aux malades et aux médecins, au seul profit des charlatans et des marchands d'arcanes.

Si, parmi les gens du monde, quelques personnes considèrent encore la goutte comme une maladie contagieuse, il est vrai de dire que depuis Barthez, aucun auteur sérieux n'a soutenu cette opinion. Du reste, pour peu qu'on ait étudié ce sujet, on ne saurait croire, si leurs écrits n'en étaient une preuve, que des hommes aussi haut placés dans la science que Hoffmann, Boerhaave, Van Swieten, Kirkland, aient pu adopter la manière de voir de Van Helmont, et s'appuyer pour cela sur des preuves aussi peu sérieuses, je dirai même aussi dérisoires, que celles qu'ils donnent.

Un autre préjugé, beaucoup plus répandu, parce qu'il est très-spécieux, consiste à admettre que tous les goutteux, sans exception, sont nécessairement ou des goinfres, ou des gourmands, ou des ivrognes, ou des débauchés, ou bien de vrais fainéants. Cependant déjà Arétée de Cappadoce avait reconnu, dans le chapitre 10 de son livre, que le repos du corps, qu'entraînent de longs travaux d'esprit, pouvait occasionner cette affection chez les gens les plus sobres et les plus laborieux. Galien avait fait la même observation, et on voit encore assez souvent de malheureux ouvriers à travail sédentaire, tels que cordonniers, tailleurs, graveurs, bijoutiers, horlogers, commis aux écritures, et aussi de vénérables prêtres de l'Église romaine, être pris par la goutte. Aussi, quand on vient narguer les goutteux en leur répétant à peu près les paroles que Dominique Raymond a écrites à la page 314 de son livre déjà cité, où il dit : « Que puisque il n'y a que des gens riches, oisifs, adonnés à la bonne chère, aux plaisirs du lit, à l'inaction, qui en souffrent les atteintes, il est juste qu'ils fassent, même en ce monde, pénitence pour tous les plaisirs de toute espèce qu'ils s'y procurent, » il est bien permis aux goutteux ne pouvant, comme l'empereur Sévère, faire pendre les mauvais plaisants, et ne voulant pas, comme Antoine Lova, à Pavie, les transpercer à coups de lance, de répondre, avec Sydenham, à ceux qui voudraient les molester, que « la goutte tue plus de gens intelligents que d'imbéciles » (*plures interemit sapientes quam fatuos*).

Enfin il est beaucoup de personnes étrangères à la médecine, et aussi quelques-uns de nos confrères, qui croient encore ce mal complétement incurable; celles-là conseillent à leurs parents, à leurs connaissances, et ceux-ci à leurs clients, de vivre en paix avec leur ennemi. Parmi ces malades, il en est qui se résignent à leur malheureux sort, et ne font rien ou presque rien pour sortir de leur fàcheux état, craignant d'aggraver leur maladie, au lieu de la guérir; mais il en est beaucoup d'autres qui plantent là leurs médecins pour aller trouver les marchands d'arcanes. Et quand on veut examiner comment il se fait que le commerce de ces charlatans prospère, on s'aperçoit que c'est parce qu'en effet, comme ils le promettent toujours, ils soulagent d'abord au risque de tuer ensuite, et cela au moyen de pilules, d'un sirop, ou d'une liqueur qu'ils décorent de leur nom et dont ils se disent inventeurs, quoique l'agent le plus actif soit une substance dont l'effet était bien connu des anciens médecins grecs, mais que depuis longtemps on a ou oubliée ou dédaignée.

Ces remèdes, dit-on, finissent par devenir très-dangereux. Certainement; mais d'abord, quel est le médicament un peu actif qui ne l'est pas, quand il est mal manié et administré empiriquement? Est-ce donc là une raison pour en abandonner la préparation et l'emploi à des gens qui déshonorent la médecine au point de faire un secret d'un moyen qu'ils prétendent avoir découvert pour soulager leurs semblables? Est-ce un motif d'abaisser notre profession en prescrivant nous-mêmes des remèdes dont nous ne connaissons pas la composition, en feignant ainsi de laisser toute la responsabilité de leur effet aux fabricants de ces arcanes?

J'ose espérer que la lecture de cette dissertation ne laissera pas un seul doute sur l'inanité de ces préjugés et le danger de ces erreurs, et il m'est permis de dire d'avance à mes compagnons d'infortune, avec une entière conviction, fondée aujourd'hui sur des preuves péremptoires pour moi, presque tout ce que le professeur Scavini écrivait en 1816, à la page 198 de son livre *Sulla gotta,* etc., dans lequel il s'exprimait ainsi :

« Gottosi! vostra malattia non proviene da verun... principio mor-
« boso specifico, di cui ella sia necessaria conseguenza , come volgar-

«mente si crede. La gotta è malattia sanabile quando venga
«trattata con metodo addattato da medico corraggioso, e pru-
«dente, secondato dall' indispensabile regime diluente e tempe-
«rante, e dal necessario esercizio del corpo, da cui omninamente
«dipendono e la guarigione della gotta, e l'estinzione della diatesi che
«l'accompagna; se negligenti, od indocili non l'ottenete questa gua-
«rigione, incolpatene voi medecimi, non l'arte nostra.»

La manière de considérer la goutte qui, dans l'état actuel de la
science, permet le mieux de se rendre compte des faits observés
consiste à admettre que c'est une maladie qui attaque certaines personnes, parce qu'elles ne font pas un exercice corporel suffisant,
un travail musculaire assez énergique pour leur conformation acquise ou héréditaire. Il en résulte que les aliments absorbés par
elles ne se trouvent pas en rapport convenable, par leur qualité ou leur
quantité, avec la dépense qu'en fait habituellement leur organisme.
Cette nourriture, au lieu de servir alors chez elles, par son assimi-
lation, seulement à l'entretien du corps, à la réparation des forces,
au maintien de la santé, et de pouvoir après, en se désassimilant,
être enlevée successivement par les divers émonctoires, ne peut
pas être convenablement modifiée et éliminée. Elle reste ainsi en
trop grande proportion dans le sang, y forme un composé chimique
peu soluble, l'acide urique, lequel, n'étant plus suffisamment excrété,
s'accumule peu à peu dans certaines parties du corps, très-souvent d'abord autour des petites jointures, y produit un gonflement
douloureux, causé par une *fluxion sanguine*, mobile et transitoire, mais qui peut dégénérer en dépôts tophacés permanents, lesquels, tout en ne compromettant pas directement la vie, ont pour
effet, en gênant plus ou moins les mouvements, de devenir ainsi
une nouvelle cause productrice très-puissante.

Cette fluxion et ces dépôts pouvant se faire aussi sur des organes
de première importance, le cerveau, le cœur, le poumon, l'estomac,
ce mal peut alors tuer rapidement dans ces cas désignés sous le
nom de goutte mal placée, viscérale, remontée, irrégulière, mas-

quée, anormale, larvée, et que M. le professeur Natalis Guillot indique, avec plus d'exactitude et de raison, par la dénomination de goutte saturée. C'est pour faire comprendre la gravité de ces derniers cas que Musgrave a dit : «Si la goutte régulière est celle qui fait souffrir, la goutte anormale est celle dont on meurt.»

Cette théorie de la goutte permet de comprendre : 1° pourquoi elle a été incurable pour les solidistes, qui, n'y voyant qu'une maladie simplement locale, se sont bornés à la traiter par des topiques; 2° pour quel motif ceux des humoristes qui, la croyant virulente, contagieuse, ou épidémique, ont vainement cherché à lui opposer un spécifique qui pût en détruire le miasme ou le virus, comme ils supposent que le quinquina le fait dans l'intoxication palustre, le mercure pour la syphilis, le vaccin pour la variole, la belladone pour la scarlatine; 3° pourquoi elle a été traitée au moyen de la méthode expectante par les vitalistes exagérés, qui, n'y voyant qu'un trouble vital inconnu, ne pouvaient évidemment chercher à agir sur ce qu'ils avouaient ne pas connaître.

Si la théorie de la goutte que nous admettons est prouvée, il faudra en conclure que cette affection ne saurait être une individualité toujours semblable à elle-même, mais l'expression phénoménale d'un ensemble d'états maladifs différents et variés, dans certaines limites, chez chaque individu, et avec chaque période du mal; conditions dont il faut se rendre compte par un examen aussi exact et aussi fréquent que possible, pour opposer à ces organopathies, dans le but de les prévenir, de les soulager ou de les guérir, non telle ou telle drogue seulement, mais un ensemble de moyens appropriés à chaque cas particulier, tout en se préoccupant surtout des causes générales productrices.

Pascal, dans le 6ᵉ chapitre de ses *Pensées,* dit : «Toutes les bonnes maximes sont dans le monde, on ne manque qu'à les appliquer.» On pourrait en dire autant à ceux qui cherchent encore un remède pour la goutte, car depuis longtemps le traitement en est tout trouvé;

il ne manque aux médecins que de savoir le prescrire, et aux ma-
de vouloir s'y conformer.

Sydenham, dans son traité sur l'hydropisie, fait déjà cette remarque encore bien vraie pour nous aujourd'hui : «Si on examine
les choses comme il faut, on verra clairement que ce qui manque
le plus souvent à la médecine, ce n'est pas de savoir le moyen de
remplir telle ou telle indication, mais de savoir précisément quelle
est cette indication qu'il s'agit de remplir. Le moindre garçon apo-
thicaire m'apprendra, dans un quart d'heure, les remèdes dont je
dois me servir pour faire vomir ou pour purger, pour faire suer
ou pour rafraîchir le malade; au lieu que pour m'apprendre avec
la même certitude dans quel cas je dois employer tel ou tel remède
dans les différentes maladies, il faut être extrêmement versé dans la
science médicale. »

Maintenant la connaissance si avancée de la valeur des signes
chimiques et physiques des maladies, venant en aide à ce que nous
avait déjà appris la pratique des anciens, permet de soutenir :

1º Que les diverses causes considérées jusqu'ici comme productrices de la goutte peuvent être toutes ramenées à celle d'une dépense incomplète des aliments introduits par la digestion;

2º Que cette maladie est constituée par une altération du sang,
dont il faut commencer de suite le traitement pour en arrêter au
plus tôt les manifestations locales ;

3º Que c'est une affection qu'on peut prévenir et dont on peut se
préserver par une hygiène appropriée, soit que l'on y ait été prédis-
posé par l'hérédité ou même quand on se l'est attirée par une erreur
de régime;

4º Qu'il n'est pas nécessaire, pour le traitement prophylactique de
cette maladie, de s'astreindre à un régime journalier par trop en dehors des règles ordinaires d'une vie active, sobre et morale;

5º Enfin qu'il existe des moyens certains de soulager les malades
au milieu même du paroxysme, de diminuer leurs douleurs et d'en
abréger la durée, sans leur faire courir des dangers, s'ils veulent
prendre certaines précautions très-simples.

HISTORIQUE.

> La gotta ha veduta nascere la medicina, e
> encora la sopravvive.
> (G. GIANNINI, *Della natura delle febbri*,
> t. II, c. 11.)

Partout où il s'est trouvé des hommes fortement musclés, pouvant se procurer amplement le vivre et le couvert, sans être tenus à faire personnellement un travail qui les obligeât à un grand exercice journalier de leur corps en plein air, aussitôt les causes productrices de la goutte ont pu manifester leur action. Dès les temps historiques les plus anciens, ceux qui se sont préoccupés des maux de leurs semblables ont observé cette maladie au milieu de toutes les sociétés dans lesquelles une division antihygiénique du travail a permis à des citadins d'échanger les produits d'une occupation presque entièrement sédentaire et accomplie dans un milieu plus ou moins confiné, contre les résultats d'un labeur exigeant un grand développement de l'action musculaire de tous les membres et fait principalement debout, dans les champs, ou dans un espace bien aéré. Mais la goutte a été surtout très-commune là où, par la ruse ou la violence, et au moyen de diverses formes d'esclavage, quelques-uns ont pu se reposer entièrement sur les pénibles efforts et le rude travail corporel des plus nombreux, maintenus dans l'abrutissement par l'ignorance, les viles passions, ou la misère ; pour un large entretien de leur succulente nourriture, de leurs moelleux vêtements, de leurs fastueuses habitations, et de tous leurs somptueux et énervants plaisirs. C'est à cause de cela qu'on lui avait donné le nom de *morbus dominorum*, la maladie des maîtres.

Non-seulement Hippocrate et tous les médecins qui sont venus après lui parlent de la goutte, mais cette cruelle affection a eu aussi le privilége d'attirer l'attention des moralistes, des poëtes et des historiens. Le voluptueux fils de Jessé a longuement psalmodié ses royales douleurs. Saint Jérôme, dans son discours contre Jovinien, rapporte que de riches goutteux, après avoir dépensé toute leur fortune dans ces repas somptueux, qui ruinent également le corps et l'âme, se sont guéris quand la nécessité les a forcés à mener le régime des pauvres. Saint Clément d'Alexandrie, dans son Avertissement aux nations, dit, d'après Sosibe, que dans la Laconie, un temple était consacré à Diane podagre.

On trouve dans la collection des poésies attribuées à Lucien deux pièces comiques : l'*Occipous* et la *Tragopodagra*, dans lesquelles la goutte se trouve si exactement, si savamment décrite, que plusieurs médecins, Sydenham, Hoffmann, Van Swieten, entre autres, en citent de longs fragments, tant pour faire connaître l'opinion que les anciens se faisaient de cette maladie, qu'afin souvent d'appuyer leur propre manière de la considérer. Van Swieten pousse même l'étendue de ses citations au point que son beau chapitre *Podagra* paraît être autant un commentaire du travail du poëte grec que des Aphorismes de Boerhaave. A plusieurs reprises, il s'exclame sur le mérite de la description faite par l'écrivain de Samosate, et dans son paragraphe 1259 il dit : « Miratus fui exactissimam poda-« græ descriptionem, quam Lucianus dedit. »

La maladie, divinisée dans la *Tragopodagra*, parle pompeusement d'elle-même en ces termes : « Qui ne connaît l'indomptable Podagre, la reine des douleurs ! Rien ne peut apaiser mon courroux; ni le sang des victimes immolées sur mes autels, ni la fumée des plus précieux encens, ni les plus riches offrandes; tous les efforts du divin Apollon-Péan, le médecin des dieux, ni ceux de son fils, le savant Esculape, ne peuvent rien contre moi. »

Dans ses satires, Horace s'adresse souvent aux goutteux. Ovide en parle aussi à plusieurs reprises. Sénèque nous fait connaître que la goutte, très-rare à Rome, d'après Pline, pendant la république, y devint très-commune après l'établissement de l'empire, quand, les Romains oubliant lâchement la perte de leur liberté, les riches, hommes et femmes, se livraient aux plus abominables débordements de luxure; tandis que l'on étourdissait le peuple en lui fournissant de quoi manger et s'amuser : *Panem et circenses.*

A cause de sa violence, on a aussi qualifié cette maladie du nom de *dominus morborum,* et l'on peut lire au mot *Goutte* d'une sorte de dictionnaire qui se trouve ajouté aux œuvres de Rabelais, dans l'édition qu'en a donnée Ledentu en 1827, le titre de plus de vingt différents poëmes ou éloges lyriques de la goutte, plusieurs fois réimprimés, et l'on voit que cette souveraine des maux a eu l'avantage d'être aussi souvent chantée et glorifiée que la pluspart des autres royautés; on lui a même composé un blason que l'on peut trouver dans le recueil de M. Méon.

La Fontaine a aussi peint cette maladie, et dans son court apologue, *la Goutte et l'araignée,* l'éminent fabuliste a très-bien caractérisé cette affection et montré, avec plus de netteté que ne l'avait fait Lucien, quel est le traitement qui lui convient le mieux.

La goutte, craignant les médecins qu'elle aperçoit dans les palais, choisit d'abord pour habitation une cabane,

> S'étend à son plaisir sur l'orteil d'un pauvre homme,
> Disant : Je ne crois pas qu'en ce poste je chôme.

Mais elle s'y trouve très-malheureuse, parce qu'elle est toujours en campagne :

> Son hôte la menait tantôt fendre du bois,
> Tantôt fouir, houer;...

De son côté, l'araignée recevait des coups de balai dans les palais où elle s'était établie. Elles changent de gîte; alors

> La goutte, d'autre part, va tout droit se loger
> Chez un prélat, qu'elle condamne
> A jamais du lit ne bouger.

Nulle autre maladie n'a prêté autant que la goutte l'occasion de faire des proverbes, des adages, des quolibets.

Hippocrate désigne la goutte sous le nom de ποδαγρα; ce mot, en passant du grec dans le latin, est devenu *podagra*. Les Grecs, en ajoutant le mot αγρα, qui signifie *capture*, au nom de la partie du corps prise par la maladie, avaient fait ainsi χειραγρα, pour indiquer cette maladie quand elle affecte les mains; γοναγφα, quand elle tient les genoux; ισχιαγρα, pour celle de la hanche, etc. etc. Si le plus souvent elle porte le nom de ποδαγρα,*podagra*, c'est parce que, comme le dit Boerhaave : *Locus quem primo, quem regularis aggreditur, semper pes.* Quand on l'a confondue avec les autres maladies articulaires, on l'a appelée αρθριτις, *arthritis, morbus articulorum.* Sous l'influence des opinions humorales, on lui a donné le nom de *goutte*. Ambroise Paré dit, livre XXI, chapitre 1 : « Le vocable goute, qui est francois, luy peut auoir esté attribué par-ce que les humeurs distillent goute à goute sur les iointures, ou pour-ce que vne seule goute de ceste humeur fait douleur très grande. »

Quelques variations qu'aient subies les doctrines et le langage médical, c'est toujours jusqu'ici ces trois mots : *podagra, arthritis* ou *goutte*, pris soit substantivement, soit comme adjectifs, qui ont servi à dénommer cette maladie. Pour Broussais, c'était une gastro-arthrite; pour M. Roche, une arthrite goutteuse.

Dans la grande réforme que le professeur Piorry a fait subir aux noms des différentes collections symptomatiques, pour les rationaliser et les mettre en rapport avec la théorie organicienne, ce professeur a encore conservé le mot *agra* (capture), qu'il ajoute à *heima* (sang), pour en faire *agrêmie*, nom par lequel il désigne la goutte. Mais ici le créateur de l'onomopathologie, que l'on a tant accusé d'être par trop révolutionnaire, ne l'a pas été assez, selon moi, en faisant cette concession; et de même qu'il a été obligé, pour être logique avec les principes qu'il a posés, de renoncer au mot *typhoémie*, nom par lequel il désignait d'abord la fièvre typhoïde, parce qu'on ne peut pas dire stupeur du sang; or on ne peut pas plus, d'après ces même principes de nomenclature, dire capture du sang, pour désigner la goutte.

L'acide urique, en excès dans le sang, étant la cause matérielle de la goutte, ce serait le mot hyperoxurêmie qu'il devrait prendre, puisqu'il appelle hyperplastêmie l'état maladif constitué par un excès de fibrine dans le liquide général du corps.

Hippocrate et Celse avaient fait des remarques importantes sur la goutte ; mais c'est surtout Arétée de Cappadoce, Claude Galien, Cœlius Aurelianus, Aetius d'Amida, Alexandre de Tralles, et Paul d'Égine, qui ont eu une idée assez exacte de cette maladie, pour commencer à en établir le diagnostic différentiel ; et les trois derniers connaissaient parfaitement l'action thérapeutique d'un agent précieux, que l'on a longtemps oublié et auquel il a fallu revenir.

Après ces auteurs, les médecins arabes, leurs copistes plus ou moins exacts, ont encore assez judicieusement parlé de cette maladie. Avicenne, Sérapion, Mésué, n'ont pas négligé de nous noter les effets de l'hermodacte, qu'ils appellent *surengian*, répétant à peu près ce qu'en avaient déjà dit Aetius, Alexandre et Paul. Puis l'étude de cette maladie eut, pendant le moyen âge, le même sort que les autres parties de la science. La connaissance de cette affection n'était pas seulement restée stationnaire, mais elle avait même reculé. En 1270, Radulfe lui donna le nom de *goute* ; mais, ainsi qu'on peut le voir dans Guillaume de Salicet, Gordon et Guy de Chauliac, on confondait sous ce nom une foule de maladies. Baillou et Charles Pison, en remettant en honneur l'étude des anciens et l'observation des faits, rétablirent les traits diagnostiques qui séparent l'arthrite goutteuse de l'arthrite rhumatismale ; mais ce n'est pas sans quelque raison que Sydenham montra tant de dédain pour ce qu'on avait écrit, soit pendant le moyen âge, soit même de son temps, sur un sujet qui l'intéressait si personnellement. « Je suis porté à croire, dit-il à la fin de son traité, qu'on découvrira un jour le remède spécifique de la goutte ; et si cela arrive jamais, on verra clairement par là quelle est l'ignorance des médecins spéculatifs, et combien ils se trompent grossièrement dans la connaissance des maladies et dans le choix des remèdes qu'ils donnent pour les guérir. »

Quant à lui, il décrivit surtout l'attaque de goutte avec une si parfaite exactitude, que presque tous les auteurs qui ont traité de cette maladie n'ont pas cru pouvoir mieux faire que de lui emprunter ses propres paroles. Ce grand médecin put observer cette maladie fort longtemps sur les autres, et aussi sur lui-même ; ce qui inspire la réflexion suivante à Broussais, qui a écrit à la page 121 , t. II de son *Examen des doctrines médicales* : « Un jour viendra peut-être où les peuples civilisés, possédant, avec les moyens déjà connus d'empêcher la prolongation des accès de la goutte, une méthode hygiénique propre à prévenir leur reproduction, seront heureux de trouver, dans Sydenham, le tableau pittoresque des misères d'un goutteux abandonné à la nature ou livré à de fausses médications, sous le double prétexte qu'il faut laisser la matière s'évacuer par la route que la nature lui a tracée, et que plus on endure de maux, plus on peut espérer de prolonger sa déplorable existence. »

Si l'éminent observateur anglais se trompa étrangement, pendant la plus grande partie de sa douloureuse vie, sur le traitement curatif de la goutte, et s'il blâma si longtemps les purgatifs et tous les évacuants, il finit cependant par dire, dans sa dissertation sur le *pissement de sang* : « Lorsqu'un homme sujet à la goutte est attaqué d'un pissement sanguin, on peut et on doit mettre en usage la purgation. Je suis obligé de rétracter ici ce que j'ai dit dans le traité de la goutte, savoir : qu'on ne devait jamais purger dans cette maladie, soit au commencement, soit à la fin, soit dans les intervalles des accès. » Il donna d'excellents conseils prophylactiques, et il a eu surtout la bonne fortune d'entrevoir le premier la véritable nature de cette maladie, ce qui devait permettre d'en instituer le traitement rationnel. « Elle produit très-souvent, dit-il, la pierre des reins..... Peut-être aussi que cette pierre est une portion

de la matière morbifique de la goutte, ce que je n'entreprendrai
pas de discuter. »

Cette simple conjecture, que Sydenham propose si timidement,
fut acceptée par Frédéric Hoffmann, qui en fit la base de son traitement, et qui sans doute, à cause de cela, fut plus heureux que
Sydenham, puisque, goutteux comme lui, il arriva, sans grandes
souffrances, jusqu'à l'âge de 82 ans, quoiqu'il suivît et conseillât un
traitement entièrement différent de celui qu'avait longtemps pré-
conisé le médecin anglais. Sydenham proscrivait d'abord les purgatifs dans la goutte, et le médecin saxon s'en était si bien trouvé
pour lui-même et pour ses malades, qu'il fait de leur emploi dans
ce cas un aphorisme qu'il adresse aux jeunes médecins.

Hunter avait rangé la goutte au nombre des inflammations spécifiques. Les solidistes, on le comprend, n'avaient pas fait faire un
seul pas à l'étude de cette maladie; il fallut qu'un humorisme nouveau sortît, ainsi que le remarquent les auteurs du *Compendium de
médecine*, t. IV, p. 37, du solidisme même, lorsqu'on eut reconnu
qu'il était incapable d'expliquer une foule de maladies, dont il
fallait chercher l'origine dans les liquides de l'économie.

Scheele, en 1776, découvrit dans les calculs urinaires un nouvel
acide, qu'il nomma alors acide *lithique*, lequel plus tard a été
appelé acide *urique*. Tennant trouva le même acide dans les tophus
articulaires des goutteux. Ces découvertes ayant été vérifiées et
confirmées par les grands chimistes, Wollaston, Pearson, Fourcroy,
Bertholet, Vauquelin, Proust, Prout, Marcet, Laugier, etc., l'hy-
pothèse de Sydenham acquit un grand degré de probabilité. Puis
M. Mazuyer reconnut que les concrétions artérielles et veineuses
trouvées chez les goutteux étaient également formées par l'acide
urique à l'état d'urate de soude, ce que Linderer a vu aussi. M. le
professeur Cruveilhier disait en 1829, dans son *Anatomie pathologique* : « Je regarde, jusqu'à nouvel ordre, l'urate comme la cause
matérielle de la goutte ; amené, comme malgré moi, par l'anatomie
pathologique, à la même opinion que Sydenham. » Weatheread,

Forbes et M. Rayer, avaient déjà prévu qu'il devait y avoir un excès
d'acide urique dans le sang des goutteux ; mais il était réservé à
M. Garrod de faire passer toutes ces probabilités à l'état de certitude, en démontrant directement, par l'analyse du sang des goutteux,
que cet acide s'y trouve en plus grande proportion, ce qui n'arrive
pas chez les rhumatisants. M. Lehmann, par ses expériences, a également confirmé ce résultat.

Coste, dans son traité sur la goutte, a remarqué que les urines,
qui, chez les goutteux, se trouvent très-colorées et très-épaisses
plusieurs jours avant l'attaque, deviennent tout à coup très-claires
au moment du paroxysme, et s'épaississent de nouveau à la fin des
accès. Mais ce médecin, qui observait la goutte dans la ville et à
l'hôpital militaire de Bergues-Saint-Vinoc, et auquel on attribue
généralement, comme le fait Van Swieten, d'avoir le premier remarqué cela, avait déjà été prévenu par Ambroise Paré, que presque
tous les auteurs de travaux sur la goutte ont généralement négligé ;
il dit cependant, livre XI, chapitre 15 de l'édition de ses œuvres
donnée par M. Malgaigne : «Sur quoy faut sçavoir que quand le pa-
tient a un grand flux d'urines et qu'elles sont espaisses, ses douleurs
cessent. » Les sels dont ces urines des goutteux sont chargées contiennent, ainsi que tous les chimistes l'ont constaté, des urates de
soude et d'ammoniaque, mélangés avec des phosphates en moindre
quantité.

Sanctorius et Dodart avaient avancé que la goutte était toujours
précédée par une diminution ou une suppression de la transpiration
insensible, et M. Favre (*Archives gén. de méd.*, juillet 1853) a trouvé,
dans la sueur provoquée chez un goutteux, un acide particulier,
qu'il a appelé acide sudorique, et dont la composition est presque
la même que celle de l'acide urique. On vient de trouver l'acide
urique et les urates jusque dans les produits de l'expiration. M. Wie-
derhold, en faisant passer l'air expiré sur une soucoupe plongée
dans un mélange réfrigérant, a reconnu, dans ce résidu, au moyen
du microscope et des réactions chimiques, de l'acide urique, des

urates de soude et d'ammoniaque, et des chlorures sodiques et ammoniques (*Deutsche Klinik*, 1858, n° 18).

Les Anglais ayant remarqué que des préparations de colchique agissaient sur les goutteux comme le faisait l'*eau médicinale*, remède secret d'un ancien officier au service de la France, nommé Husson; qu'elles provoquaient chez eux une abondante excrétion de l'urine et de la sueur, et apaisaient de suite leurs douleurs; Want et Everard Home considérèrent cette plante comme le remède spécifique de la goutte. Les expériences du professeur Chelius lui démontrèrent que cette préparation agissait en augmentant l'excrétion de l'acide urique et de l'urée par l'urine, et Douglas, Maclogan, Levins, Holland, ont vérifié ce fait.

Demetrius Pepagomenus, Actuarius, Fernel, Paracelse, Ambroise Paré, Dubois de Le Boë, Sennert, avaient encore employé l'hermodacte des anciens; puis Storck, Quarin, Plenck, Zoch, Juncker, Ehrman, s'étaient servis du colchique, mais sans savoir, ou être sûrs, que cette plante fût la même que celle que les anciens désignaient sous le nom d'*hermodacte*.

En 1688 Ettmuller disait (*Comment. in Dan. Ludov., pharm.*) : « Hermodactylus veterum, quid sit? Nesciunt moderni, sed his ra- « dix hermodactyli est radix, saltem colchici. » Linné avait cru que l'ancien hermodacte était notre *iris tuberosa*, et longtemps on n'a pas pu profiter, pour l'emploi du colchique, des remarques faites par les anciens sur les effets de l'hermodacte, laquelle plante avait même disparu dans les livres de matière médicale et de thérapeutique. M. Barbier n'en faisait aucune mention; cependant, les Anglais ayant remis le colchique en honneur, dans la dernière édition de la matière médicale d'Alibert, on voit reparaître cette plante. Mais, dans les livres classiques de pharmacie, on attribuait l'hermodacte tantôt à l'*iris tuberosa*, tantôt à la *fritillaire*, ou à une plante imaginaire, inventée par des botanistes, qui ne l'avaient jamais vue, et qu'on désignait sous le nom de *colchicum illyricum*.

Notre regrettable maître, le professeur Richard, dans la troisième édition de ses *Éléments d'histoire naturelle*, écrivait aussi en 1838 que, d'après certains auteurs, l'*hermodacte* devait être rapporté au *colchicum illyricum*. Cependant dès 1849, sept ans avant la publication du travail de M. Planchon, il avait déjà remplacé le mot *illyricum* par celui de *variegatum*, dans la quatrième édition de ce livre si précieux pour ceux qui ont eu le bonheur d'en entendre et d'en connaître l'auteur, soit quand, assis dans l'amphithéâtre, ils écoutaient ses leçons aussi lucides qu'élégantes, soit quand, pour apprendre à herboriser, ils suivaient ce guide si dévoué, si amical, dans ses promenades botaniques aux environs de Paris.

Enfin, en 1856, on était encore dans une grande incertitude pour savoir à laquelle de nos plantes l'hermodacte des anciens correspondait, quand M. Planchon est venu résoudre cet intéressant problème par d'ingénieuses observations et de savantes recherches bibliographiques.

Ce professeur est parvenu à rétablir la tradition synonymique, et en quelque sorte l'acte de baptême de cette plante; il a montré, comme l'avait déjà avancé le premier l'Anglais Samuel Dale, sans en fournir aucune preuve, que l'hermodactylos des anciens n'est autre que notre *colchicum variegatum*. En effet, cet habile naturaliste, en étudiant le développement du colchique panaché, a eu la bonne fortune de voir qu'à un moment donné, le tubercule de cette plante présente un processus digitiforme, qu'il figure dans son travail; et, en voyant ses planches, il est impossible de ne pas être amené à penser, comme M. Planchon, que c'est certainement cet appendice, en phalange onguéale, qui lui a fait donner le nom de *hermodactylos,* par lequel les Grecs désignaient cette plante, et que M. Planchon traduit par doigt d'Hermès.

Mais l'érudit professeur est dans l'erreur, quand il dit, à la page 6 de sa dissertation sur les hermodactes: « Alexandre de Tralles, célèbre médecin grec, signale *le premier* cette substance (l'*hermodacte*), comme un précieux remède contre les maladies des articulations. » En effet, en cherchant dans Aetius ce qu'il disait de la podagre,

j'ai lu, dans le chapitre 46 du IVe discours, du 3e tétrabible,
ce qui suit : « Proprie tamen, in podagricis et morbo articulari,
« hæc exhibetur. Universale ex hermodactylis quo assidue utor. Her-
« modactyli *sicci recentis* unciam unam, anisi, cumini, piperis com-
« munis, croci, piperis longi, seminis cnisi interni, cujusque scrupulos
« duos ; myrrhæ, drachmam unam, euphorbii recentis scrupulos
« quatuor, matiches scrupulos sex, casiæ scrupulum unum, mos-
« chi siliquam unam. Dantur ex eo, scrupuli quatuor, cum aqua
« mulsa, confestim minuit dolores. » Or on sait qu'Aetius est anté-
rieur à Alexandre, qui le cite dans son livre XII, au chapitre 8,
à propos de ce qu'il appelle l'érysipèle des viscères, et pour ceux
qui admettent que c'est la vératrine qui, dans les colchicacées, jouit
de la propriété de calmer les douleurs des goutteux, ce serait encore
bien plus haut qu'il faudrait faire remonter la connaissance de ce
fait, puisque déjà, dans son livre I, chapitre 12, Arétée dit : *Podagricis veratrum mirifice;* et ce médecin vivait sous Néron, dans le
1er siècle de l'ère chrétienne. Cependant après on préféra sans
doute l'hermodacte à l'hellébore.

Si les anciens n'avaient d'abord employé que le bulbe de l'hermodacte, Demetrius Pepagomenus se servait déjà de ses graines, et
quand on a repris l'usage du colchique, on y a aussi employé les
fleurs, et il paraît même que dans l'Inde, on a également usé de leur
pollen, que l'on mêle à un vin généreux.

Le colchique panaché a-t-il quelque avantage sur le colchique
d'automne? J'ai entrepris à ce sujet une expérimentation dont je
ne puis encore donner les résultats, mais que je publierai avec la
seconde partie de ce travail, dans laquelle je parlerai plus particulièrement de la goutte viscérale.

On a généralement abandonné l'emploi des bulbes de cet hermodacte, qui nous venait de l'Orient ; les échantillons que j'ai pu en
voir dans les collections de l'École de pharmacie sont dans un bien
triste état de vétusté. Cependant Aetius recommande qu'ils soient
secs, mais récents. L'inégalité souvent constatée de leur action, et

leur abandon , à cause même de leur inefficacité, tiennent peut-être à l'oubli de la recommandation expresse du médecin d'Amida, et on a noté d'ailleurs que les préparations pharmaceutiques, faites même dans les meilleurs conditions, et avec du colchique récent, s'altèrent avec la plus grande facilité et très-rapidement. Pourrait-on éviter cet inconvénient en se servant d'une solution très-étendue de colchicine, alcali végétal que MM. Geiger et Henc ont retiré du colchique, et qui, d'après ces messieurs, différerait de la vératrine découverte par MM. Pelletier et Caventou, et par des caractères chimiques importants, et aussi par ses propriétés thérapeutiques? Le Dr Want, le premier qui en Angleterre se soit servi du colchique contre la goutte, avait dit que le meilleur moyen de soulager les malades consistait à n'administrer qu'une dose de teinture de cette plante qui fût assez faible pour ne pas provoquer de purgation, et le Dr Gairdner répète encore en 1858 ce que le premier expérimentateur avait affirmé ; cependant il est beaucoup de médecins qui ont voulu aller jusqu'aux violentes et copieuses sécrétions alvines, là est le grand danger ! Mais en procédant graduellement, même avec quelles préparations que ce soit, on pourra toujours éviter cet inconvénient, pourvu que l'on puisse les donner très-étendues dans un véhicule inerte.

Depuis la patiente résignation et la douce flanelle jusqu'aux plus violents coups de bâton, on a tout employé pour se guérir ou se préserver de la goutte. Fabrice de Hilden rapporte que ceux auxquels on avait appliqué la question étaient radicalement guéris de la podagre dont ils avaient été affligés jusque-là. Les voyageurs racontent que dans les États Barbaresques, on employait pour cela la bastonnade, et que de malheureux goutteux s'y soumettaient volontairement. D'après Fortis, cité par Barthez, les Morlaques se guérissaient par des frictions tellement rudes, qu'on allait jusqu'à écorcher le dos du malade d'un bout à l'autre. Pierre Frank (tome II, page 602, édition Baillière) dit « que les sauvages de l'Amérique, pour se guérir de la goutte, déterminent un emphysème artificiel en distendant subitement par de l'air insufflé le tissu cellulaire de la partie malade, et puis en faisant une longue course pour fatiguer le corps, jusqu'à ce qu'il se produise uue sueur abondante. » On pourrait faire un bien gros volume, en énumérant les moyens plus ou moins bizarres que l'on a employés contre la goutte ; et si Lucien écrivait aujourd'hui, sa longue liste des drogues dont on s'était déjà servi de son temps serait bien courte, à côté de celle qu'il pourrait faire maintenant.

Si chacun vient vanter telle ou telle substance, les médecins devraient bien être au moins tous d'accord sur ce point : qu'il faut ajouter à la vertu de leurs précieuses recettes, et quelles qu'elles soient : 1° un grand travail musculaire journalier, et, quand cela est encore trop difficile, des frictions répétées trois fois par jour sur tout le corps, et puis le transport au grand air aussi longtemps que possible ; 2° une nourriture très-restreinte avec une boisson aqueuse très-copieuse.

Mais les malades ne veulent croire qu'aux drogues, et négligent ce qu'il y a de plus important pour leur traitement ; ils ne guérissent pas de cette manière, et aujourd'hui encore, à cause de cela, ils vont, comme du temps de Van Swieten, trouver ceux qui « audacter adeo de curio humano ludere solent *et* jactant se suis *ar-* « *canis* vel radicatissimam podagram funditus tollere posse. » Et nous pouvons dire aussi avec ce même médecin : « Novi plures, qui, « sæpius quamvis ab his nugivendulis decepti fuissent, tamen faci- « les præbebant aures dum novus agyrta jactaret similia. Facile « enim solet humanum genus illa credere, quæ optaret vera esse. » (§ 1268.)

PATHOGÉNIE.

> C'est seulement, Messieurs, quand la genèse
> d'une maladie nous est connue que nous pou-
> vons en comprendre les effets et en instituer
> e traitement rationnel.
>
> (BOUCHARDAT , *Leçons orales sur l'étio-*
> *logie des diathèses.*)

L'être vivant suppose une activité qui maintient l'organisme dans un milieu où il puisse emprunter et restituer continuellement des agrégats en rapport avec les parties qui le constituent. Ce double courant du dehors au dedans et du dedans au dehors, d'endosmose et d'exosmose, résume la vie dans sa plus simple expression.

Tant que l'emprunt et la restitution se font convenablement avec des matériaux appropriés, la santé de l'être vivant persiste ; mais aussitôt que cet échange se fait mal ou avec de mauvais matériaux, la maladie se produit. Le bon ou le mauvais état de l'organisme, la santé ou la maladie, tiennent donc nécessairement aux bons ou aux mauvais rapports des modificateurs avec l'organisme incessamment influencé.

C'est seulement aux organes lésés et à leurs fonctions troublées que doit s'adresser notre médication, qui ne peut être qu'une modification physiologique déterminée imprimée à l'organisme. Nous ne pouvons agir que sur l'instrument ; quant à l'activité qu'il manifeste, c'est une force essentiellement une, et par conséquent inaltérable, qui conserve chaque être vivant dans son individualité pendant la période déterminée de sa vie, comme elle maintient l'identité et la continuité des espèces pendant leur existence indéfinie.

Pour se faire une idée exacte de la génération de la goutte, il faut savoir que les aliments d'origine animale ou végétale, dont nous nous servons pour l'entretien de notre corps, peuvent tous, quelque divers qu'ils nous paraissent, être ramenés à deux seules espèces de principes immédiats, servant les uns principalement à la formation et à la rénovation de nos organes, et les autres surtout à leur calorification, au maintien de notre température propre.

Les premiers, appelés plastiques, protéiques, quaternaires, azotés, albuminoïdes, contiennent de l'oxygène, de l'hydrogène, du carbone, et aussi de l'azote. Ces aliments se trouvent dans les diverses parties des animaux ou des plantes, à l'état d'albumine, de fibrine, de caséine. Introduites dans le canal alimentaire, ces substances sont digérées surtout par l'estomac, et pour pouvoir passer dans le sang, elles doivent avant être tranformées par les forces digestives en un même nouveau produit, appelé pectose, albuminose, ou albumine soluble, qui, transporté par le torrent sanguin dans tous les organes, y perd de nouveau son identité, s'y change en divers éléments anatomiques pour former ou renouveler les tissus; puis, entraînés définitivement par le travail de désassimilation, ils sont repris par le sang, d'où ils sont éliminés par les divers organes excréteurs et sous diverses formes; par les reins surtout, à l'état d'urée, en moindre proportion à celui d'acide urique, hippurique, de créatine, de créatinine, qui sont contenus dans l'urine; par le foie, sous la forme d'acide cholique et choléique que renferme la bile; par les glandes sudorales de la peau, à l'état d'acide sudorique qui s'échappe avec la sueur et la transpiration insensible, et aussi à l'état d'épithélium qui se détache incessamment de l'épiderme; enfin, en petite quantité par le poumon à l'état d'azote dans le léger excédant de ce gaz contenu dans celui qui, dans l'air aspiré, dépasse la proportion qu'en contenait celui qui avait été introduit par l'inspiration, et aussi à l'état d'acide urique et d'urates de soude et d'ammoniaque qu'on vient de trouver dans les résidus de l'expiration que l'on a fait congeler.

Les seconds principes immédiats, que l'on désigne sous le nom d'aliments respiratoires, calorificateurs, hydrocarbonés, ternaires, contiennent seulement de l'oxygène, de l'hydrogène et du carbone, mais point d'azote. Ils se trouvent dans les animaux et dans les plantes sous la forme de graisse, beurre, huile, amidon ou sucre ; leur digestion se fait surtout dans le tube intestinal, où le suc pancréatique principalement émulsionne les substances grasses, change d'abord l'amidon en dextrine, puis en sucre incristallisable ; transforme les sucres cristallisables en glycose. Sous cet état, ces substances peuvent être admises dans le torrent sanguin, et, s'y trouvant en présence de l'oxygène que l'air de la respiration y apporte incessamment, elles y entrent en combinaison avec lui, non-seulement dans les poumons, mais aussi dans tout le parcours du cercle artériel et veineux. Cette oxydation produit, comme la combustion ordinaire de l'acide carbonique, de l'eau, et un dégagement de chaleur qui est ainsi réparti dans le corps par tout le réseau circulatoire. L'acide carbonique et l'eau sont éliminés par le poumon, la peau, les reins, et avec les autres résidus qui s'échappent en même temps que les diverses excrétions graisseuses.

L'eau qui sort de l'organisme par l'exhalation pulmonaire et cutanée, par l'urine ou par les autres excrétions, étant en quantité plus considérable que celle que nous introduisons directement par les boissons, ajoutée à l'eau qui est renfermée dans les aliments solides, il faut nécessairement que la portion excédante soit fournie par l'oxydation de l'hydrogène contenu dans les aliments pendant qu'ils font partie intégrante du sang. Les aliments plastiques, n'étant éliminés qu'après avoir été brûlés, sont par cela même également calorificateurs. Les aliments respiratoires autres que les graisses pouvant, quand la nourriture surabonde, être convertis en matières grasses, lesquelles font toujours partie intégrante des tissus, même chez l'animal le plus maigre, toutes ces substances ternaires sont aussi en partie plastiques ; donc la distinction en aliments réparateurs et en aliments calorificateurs n'est vrai que d'une matière relative.

L'oxydation des matériaux nutritifs est l'acte fondamental de la vie. Ce travail moléculaire incessant est produit par l'absorption non interrompue de l'oxygène atmosphérique, qui, par des phénomènes analogues à ceux de la combustion, métamorphose et détruit les substances alimentaires en leur faisant subir une série de transformations qui les rendent d'abord assimilables, puis éliminables, afin qu'elles puissent accroître ou maintenir la masse de l'individu en remplaçant les matériaux qu'il perd, tout en le mettant en possession d'une source de chaleur propre et indépendante du milieu où il vit.

Tant que cette combinaison se fait normalement, la santé peut être maintenue; mais, quand cette oxydation ne s'accomplit que d'une manière irrégulière, le bon entretien des fonctions ne peut continuer, et la maladie commence.

Comme les aliments azotés sont ceux qui ont le moins d'affinité pour l'oxygène, ce sont eux qui doivent être le plus difficiles à oxyder : aussi, lorsque la combustion se fait mal dans le sang, ce sont les albuminoïdes qui y sont incomplétement brûlés. Le dernier terme des transformations que l'oxygène fait subir aux matières plastiques, c'est leur métamorphose en urée, dont la formule chimique, représentant les éléments qui la composent par leur proportion, est $H^4C^2Az^2O^2$. Ce résidu, étant très-soluble, est facilement éliminé par les urines. Si la quantité d'oxygène introduite dans le sang est insuffisante pour amener les substances quaternaires à leur plus haut degré d'oxydation, elles y restent en plus grande proportion à l'état moins oxygéné d'acide urique, représenté par la formule $C^{10}H^8Az^8O^6$. Ce composé, étant beaucoup moins soluble, est par conséquent plus difficilement éliminable, et son accumulation dans l'organisme se traduit par divers phénomènes morbides.

Toutes les causes auxquelles on peut véritablement rapporter la formation de l'état goutteux sont précisément celles qui peuvent rendre imparfaite l'oxydation des matériaux nutritifs ou empêcher l'élimination de leurs résidus. L'analyse prouve que le sang des goutteux contient une proportion d'acide urique plus grande que ce fluide n'en renferme généralement. Les concrétions tophacées que l'on trouve dans leur corps sont des urates; les calculs formés dans leurs organes urinaires, les graviers qu'ils rendent, les dépôts sédimenteux laissés par le repos de leur urine, sont toujours formés par l'acide urique, qui entre, en diverses proportions, dans toutes ces matières. Les carnassiers du genre *felis*, réduits, dans les ménageries, à l'état d'animaux de cabinet, y meurent tous avec des dépôts d'urate dans les articulations et les viscères ; ce qui ne se voit jamais chez ceux qui sont tués à l'état sauvage. Les moyens prophylactiques qui sont réellement utiles pour préserver de la goutte, et les agents vraiment curatifs de cette ¡maladie, sont ceux qui ont pour effet de favoriser l'oxydation des aliments, et de faciliter leur élimination par les divers organes excréteurs ; donc la physiologie, la chimie organique, l'anatomie pathologique, humaine et comparée, et la thérapeutique, prouvent que la genèse de la goutte est bien celle que nous lui avons attribuée avec la presque généralité des auteurs modernes qui ont bien voulu étudier sérieusement la question.

Si les causes génératrices de l'état goutteux agissent accidentellement, la production de l'acide urique est momentanée, elle s'arrête avec la cessation de ses causes ; si elle devient une habitude permanente, l'altération du sang persistant, l'idiosyncrasie se forme, la diathèse se produit, et les cachexies peuvent survenir.

SYMPTOMATOLOGIE.

> Itaque non quod dolet, quodque tumet, vel
> ardet podagra est, sed hujus sunt producta.
> (HELMONTIUS , in capitulo *Volupte viven-*
> *tium morbus.*)

La goutte, née sous l'influence de causes qui altèrent le fluide général de l'économie, ainsi que cela est aujourd'hui démontré directement par l'analyse chimique du sang, est un état maladif constitutionnel, une anomémie, une altération spéciale du sang, une diathèse, en laissant à ce mot l'acception que lui attribue Chomel à la page 92 de sa *Pathologie générale : « C'est une disposition en vertu de laquelle plusieurs organes ou plusieurs points de l'économie sont à la fois ou successivement le siége d'affections spontanées dans leur développement et identiques dans leur nature, lors même qu'elles se présentent sous des apparences diverses. »

Il existait primitivement, chez les individus qui ont été frappés par cette maladie, une prédisposition, tenant à une certaine conformation, qui leur avait été transmise par leurs parents, ou qu'une manière de vivre contraire à leur complexion leur avait directement attirée. Cette aptitude à contracter là maladie, cette idiosyncrasie, pouvait être graduellement modifiée, et enfin complétement changée, par un régime de vie entièrement différent de celui qui l'avait amenée. Mais, quand les causes occasionnelles ont persisté dans leur action, jusqu'à ce que la diathèse ait fini par se manifester, si l'on ne s'empresse pas d'y remédier, non plus seulement par une hygiène appropriée, mais aussi par des agents médicamenteux généraux, à une altération muable des liquides, succède un état morbide, localisé et fixe, des solides de l'organisme ; modification syncrétique, dont la permanence constitue une cachexie; état qui exige, pour être changé, non-seulement tout ce que demandait la diathèse, mais encore un traitement local, toujours très-difficile, quand il est possible, et offrant souvent de certains dangers.

En outre des maladies articulaires, que l'on a généralement appelées podagre, chiragre, gonagre, péchyagre, etc., suivant qu'elle s'est fixée sur telle ou telle articulation, la surabondance d'acide urique dans le sang peut aussi produire des états morbides dans plusieurs viscères.

De même qu'il est aujourd'hui démontré que les causes qui augmentent rapidement la quantité de fibrine dans le sang peuvent causer ou bien une inflammation rhumatismale articulaire ou musculaire, ou bien des phlegmasies viscérales, tantôt un faible coryza, une simple bronchite ou une pneumonite mortelle, etc. ; de même cette augmentation d'acide urique peut provoquer des organopathies autres que des maladies simplement articulaires, mais encore aussi des affections rapidement funestes.

L'étude que l'on a déjà faite de l'altération des liquides du corps humain ne permet plus aujourd'hui de dédaigner, comme le faisaient les solidistes, l'aphorisme 1273, dans lequel Boerhaave dit : «Tunc enim retenta (materia podagrica) apoplexias, paralyses, de- «liria, debilitates, sopores, tremores, convulsiones universales, si «in cerebrum introivit; asthma, tussim, suffocationem, si in pulmo- «nes; pleuritidem sævam convulsivam, si intercostalia et pleuram ; «nauseas, anxietates, vomitus, ructus, tormina spasmos viscerum, «si in viscera abdominalia; et ita incredibile quot morbos creet, «sæpe subito lethales : quos frustra exquisitissimo remedio, fonte «ignorato, tractes ; nec enim cedunt nisi podagræ recenti paroxysmo «eoque sævo ressuscitato. »

Les prodromes qui précèdent la maladie articulaire peuvent être considérés comme les symptômes qui manifestent l'état diathésique, quoiqu'il ne se traduise pas par une maladie attaquant les membres.

Je veux examiner les phénomènes qui appartiennent à la diathèse urique, quelle que soit la détermination morbide qu'elle produise ou sur les articulations ou sur les viscères. Mais je parlerai d'abord ici des symptômes qu'éprouvent plus particulièrement ceux dont cette maladie affecte principalement les jointures; réservant pour un autre travail ce qu'il y a à dire de spécial, quand la fluxion sanguine se fait surtout sur les viscères et les autres organes.

Lorsque la simple prédisposition à l'état goutteux est devenue ce que Hildenbrand a appelé une constitution morbide, les symptômes précurseurs de l'attaque apparaissent, d'une manière plus ou moins sensible, lentement ou très-rapidement, mais ces prodromes existent toujours. Si l'on a dit que l'attaque de goutte survenait tout à coup au milieu de la santé la plus florissante, c'est ou bien parce que l'on en a jugé simplement d'après l'apparence extérieure des individus qui deviennent malades, ou parce que l'on s'en est rapporté au dire de gens peu attentifs, qui n'attribuent aucune importance aux divers symptômes qu'ils ont éprouvés, parce qu'ils n'en connaissent pas la signification, ni la relation qu'ils peuvent avoir avec la goutte. Pour moi, j'ai ressenti, avant mes deux attaques, et d'autres fois encore, la plupart des prodromes dont parle Scudamore; et tous les malades que j'ai interrogés, en appelant leur attention sur ce point, m'ont dit avoir été aussi dans la même position. Dans cette interrogation, j'avais soin de ne pas provoquer leurs réponses, en ne leur posant mes demandes que sous forme négative.

Je vais énumérer ces prodromes, et j'attache à cela une très-grande importance, parce que, comme j'en ai fait souvent l'expérience, en y portant une grande attention, et en prenant de suite les précautions dont je parlerai à propos du traitement préservatif, l'on peut ou faire avorter complétement l'attaque, ou bien en diminuer de beaucoup la longueur et l'intensité.

Quand on interroge des gens ordinairement attentifs à ce qu'ils éprouvent, ceux surtout qui, ayant parmi leurs parents des goutteux, craignent de le devenir eux-mêmes, et particulièrement ceux

qui ont déjà eu quelques attaques, on apprend que souvent, longtemps à l'avance ou seulement quelques jours avant le paroxysme,
ils ont éprouvé, sinon tous, du moins un certain nombre des signes
précurseurs suivants.

Il y a du côté des facultés intellectuelles un grand abattement,
des assoupissements fréquents, accompagnés de bâillements ; le
sommeil est agité et troublé par des cauchemars, on éprouve
une lassitude générale, les fonctions digestives se font mal ; l'appétit est irrégulier, tantôt insatiable, tantôt nul ; quelquefois il
y 'a une sécrétion très-copieuse de salive ; après le repas, on
sent un ardeur brûlante dans l'estomac, et en même temps on
éprouve, dans la région épigastrique, une sensation de froid, de
malaise, d'oppression, qui est quelquefois suivie de vomissements
acides. Il existe une constipation opiniâtre, et le gonflement des
veines hémorhoïdales rend la défécation très-difficile, pénible, et
même douloureuse. L'urine est rare, très-colorée, contenant des
cristaux, ou se troublant par le refroidissement, et laissant déposer
un sédiment briqueté qui se fixe aux parois du vase. Sa sortie produit une grande ardeur dans le canal, elle ne devient pâle et plus
abondante qu'un moment avant l'attaque. La peau est sèche ; il y a
dans quelques cas une démangeaison générale, mais bornée le plus
souvent à la région périnéale ; des tiraillements et des crampes se
font sentir aux environs des reins, dans les membres inférieurs ou
supérieurs, et principalement à l'endroit qui sera entrepris. Il existe,
chez quelques personnes, une toux accompagnée d'une sécrétion
très-copieuse de la membrane trachéale ; cette toux est complète-
ment différente de celle qui est produite par un catarrhe récent ;
en même temps qu'il y a un mouvement fébrile universel, et que les
extrémités sont généralement froides, on ressent des frissons dans
tout le corps, et il se produit des bouffées de chaleur à la figure ; la
tête est lourde, et les oreilles bourdonnent.

Chez quelques personnes, l'attaque est précédée par une conjoncti-
vite : je me souviens de l'avoir bien souvent observé sur mon père,
et aussi sur un autre goutteux. Scudamore dit aussi l'avoir constaté,

et Morgagni, dans la 37ᵉ lettre de son livre *de Sedibus et causis morborum*, dit qu'après avoir souffert d'une ophthalmie aux deux yeux, qu'il n'avait pu guérir par les moyens ordinaires, il en fut tout à coup débarrassé par l'arrivée de sa première attaque de goutte.

L'irritabilité des organes urinaires est un des symptômes précurseurs les plus habituels et les plus certains. Ambroise Paré dit, liv. XXI, ch. 9 : «Les urines seront trouvées subtiles et de couleur citrine, et tellement âcres, qu'elles offensent le conduit urinal. »

J'ai éprouvé moi-même cette cuisson de l'urèthre d'une façon très-intense, principalement avant ma deuxième attaque. Trois à quatre ans avant d'être pris pour la première fois par le pied, j'avais remarqué que, quand allant dîner en société, je sortais de mon régime habituel, j'éprouvais le lendemain une assez grande dysurie. Quelque temps avant ma première attaque, cette difficulté d'uriner existait, sans qu'elle fixât beaucoup mon attention, n'en connaissant pas alors toute la signification, comme je l'ai apprise depuis, à mes dépens. Dans les quelques jours qui précédèrent la seconde invasion de ce terrible mal chez moi, l'ardeur que j'éprouvais dans le canal en urinant, et encore longtemps après la miction, devenait tout à fait intolérable ; je fus bien cruellement puni pour avoir méconnu cet avertissement, en restant plongé dans des peines morales qui m'absorbaient et me déprimaient entièrement depuis un mois. Les malades que j'ai questionnés à cet égard, tout en prenant les précautions dont j'ai déjà parlé, m'ont presque tous dit avoir également éprouvé ce prodrome.

Scudamore a vu un malade qui, avant ses attaques, se trouvait tourmenté par tous les phénomènes d'une véritable uréthrite, symptômes qui disparaissaient dès l'invasion de la maladie articulaire. Sir Everard Home remarque, dans son ouvrage sur les rétrécissements de l'urèthre, que notre affection a une telle influence sur ce canal, même dans son état naturel, que chez lui, avant chaque attaque de goutte, il a à supporter tous les accidents d'une véritable inflammation, douleur en urinant et écoulement purulent, phénomènes qu'il voit disparaître aussitôt que la goutte se fixe à ses pieds.

Il a plusieurs fois observé que cela survient bien plus communément chez les goutteux qui sont affectés d'un rétrécissement, sans cependant, dit-il, que cela arrive toujours chez ceux qui se trouvent dans ce dernier cas. Le seul malade affecté de rétrécissement et goutteux que j'ai eu occasion d'observer était un vieux cuisinier que j'ai vu dans le service de M. Bouillaud, à la Charité; il m'assura que jamais, avant ses attaques, il n'avait rien éprouvé de particulier sous ce rapport-là.

J'ai remarqué que le volume du foie est amplifié; chez moi, il dépassait en bas le rebord costal; j'ai vu aussi cela chez d'autres malades, et mon ami, M. le Dr Martin-Magron, m'a dit qu'il a également fait la même observation. Cette augmentation du volume du foie disparaît après les premières attaques, mais elle persite souvent dans l'état chronique.

Il est enfin un signe très-voisin de l'attaque articulaire, et qui est presque infaillible; tous les auteurs en parlent, et Scudamore l'a rarement vu manquer : c'est le gonflement, le développement et la plénitude des veines du membre qui va être affecté. Ces vaisseaux se dessinent, en lignes plus ou moins noires, sur un fond bleuâtre, donnant une couleur foncée à la peau. Le volume de la partie qui va être entreprise est augmenté, non comme il le sera plus tard, mais déjà assez pour qu'aux pieds les chaussures, avant assez larges, commencent à paraître étroites et à gêner. Il existe une difficulté et une roideur dans le mouvement du membre, une faiblesse et une sensibilité exagérée des articulations, et quelquefois des picotements aux orteils et aux doigts.

Malheur à celui qui ignore la signification de ces derniers avertissements ou qui les brave! S'il se couche et s'endort avant d'avoir mis en usage l'ensemble des moyens prophylactiques que j'énumérerai avec soin, il est fort à craindre que la cruelle déesse, chantée par le poëte de Samosate, ne s'introduise furtivement ou de force dans sa chambre, au milieu de la nuit, et ne le cloue pour longtemps sur son lit, par une ou plusieurs articulations.

e

Après avoir éprouvé quelques-uns seulement ou plusieurs des symptômes dont je viens de parler, et qui, avant la première attaque surtout, peuvent être assez faibles pour que des gens peu attentifs ne s'en aperçoivent pas et se croient assurés [d'une santé parfaite, il arrive qu'ils sont tout à coup saisis par une souffrance aux pieds, qui peut être d'abord assez légère pour qu'on puisse la prendre pour une simple entorse ; mais le plus ordinairement, après avoir supporté pendant plusieurs jours des symptômes prodromiques assez douloureux, au milieu de la nuit, entre onze heures et deux heures du matin, moment qui varie avec les habitudes du dernier repas et du coucher, le malade est tout à coup éveillé par une souffrance qui, le plus souvent, c'est-à-dire 70 fois sur 100, d'après les observations de Scudamore, affecte, dans la première attaque, le gros orteil de l'un des pieds. La simple sensation de roideur, de pesanteur, de chaleur, qu'on éprouvait d'abord, est passée à celle d'une violente constriction, avec élancements et pulsations, puis à celle de brûlure et de dilacération ; et, comme le dit Boerhaave (*loc. cit.*), aph. 1261 : «Dolor adest tensivus, dilacerans, coarctans, increscens sensim de-«crescens iterum, cum madore, rubore, tumore.» Jusqu'à cinq ou six heures du matin, le mal va ainsi en augmentant au milieu de l'insomnie, de l'inquiétude et de la fièvre. Souvent, entre six et sept heures du matin, une douce transpiration survient, les symptômes s'amendent, et le malade, très-fatigué, peut s'endormir de nouveau. Dans les cas les moins graves, surtout dans les premières attaques, ces souffrances diminuent, se suspendent un peu ou tout à fait, pendant le jour, et ne redeviennent plus ou moins violentes que de minuit à six heures du matin ; puis il en est ainsi pendant plusieurs jours. Mais, quand les attaques sont intenses, comme l'étaient celles dont j'ai vu mon père torturé, il y a à peine quelques moments de rémission le matin, et puis, déjà avant la soirée, les douleurs redeviennent violentes pour continuer ainsi toute la nuit.

D'après ce que j'ai ressenti moi-même, et aussi d'après ce que j'ai appris des malades que j'ai questionnés, je ne puis, pas plus que

Scudamore, comprendre pourquoi Sydenham, qui a d'ailleurs si bien décrit l'attaque de goutte, a pu dire, à propos de la sensation de chaleur que l'on éprouve au plus fort du paroxysme : C'est comme si l'on vous versait de l'eau tiède sur la partie : « Cum sensu quasi « aquæ, non frigidæ, partis affectæ membranis affusæ. » Ce n'est certainement pas un pareil liquide qui semble couler sur la partie malade, mais plutôt comme de l'eau bouillante, et mieux, ainsi qu'un malade le disait à Scudamore : « On croit que l'on vous y verse du plomb fondu, que l'on vous promène un couteau dans les jointures, ou qu'on enfonce un coin entre les os. »

Dès le premier jour de l'affection, les téguments qui environnent la partie malade sont tuméfiés et cèdent un peu à la pression ; la peau est rouge, et les veines de la partie enflammée offrent une plénitude remarquable. Ambroise Paré dit, ch. 10 : « La tumeur sera trouvée molle en laquelle, après auoir pressé le doigt dessus, la fosse y demeurera quelque temps après. » Ces effets augmentent le second jour, alors la surface est luisante et d'un rouge-écarlate.

La pyrexie et le désordre des fonctions pendant les premiers accès sont proportionnés à la fluxion locale ; l'œdème ne continue pas longtemps après la disparition des douleurs, et quelquefois l'épiderme se détache avec de vives démangeaisons.

La durée des premières attaques varie d'une à trois semaines. Quand une autre articulation s'affecte aussitôt après ou même avant que la première soit entièrement guérie, cela donne lieu à une suite de phénomènes semblables ; mais les désordres consécutifs sont bien plus grands, et si on abandonne ces accès à leur cours, ils peuvent se prolonger ainsi pendant plusieurs mois, et former ce que Sydenham a appelé *la chaîne des accès*.

Les urines, qui, après avoir été rares et épaisses, étaient devenues claires et assez abondantes au moment de l'attaque, redeviennent colorées et chargées de sels quand les douleurs vont cesser, ainsi que Paré l'avait remarqué avant Coste.

Les attaques répétées de goutte finissent par amener dans les parties affectées des altérations permanentes, par les dépôts inorganiques qui s'y produisent, et les troubles généraux de toute la constitution deviennent habituels. La maladie est passée à l'état chronique, les cachexies se sont ajoutées à la diathèse, ou mieux, comme le dit M. Natalis Guillot, la maladie est devenue une goutte saturée. Le plus souvent, ce passage se fait insensiblement; les attaques, qui avaient d'abord l'intensité qui est le propre de ce qu'on a appelé la goutte aiguë, paraissent s'affaiblir; la constitution s'étant peu à peu détériorée, une forte action congestive sur les extrémités ne peut plus se manifester. Les accès sont mal dessinés, les douleurs qu'ils occasionnent sont vagues et très-mobiles, la rougeur de la peau est peu vive, mais le gonflement des tissus, la roideur des articulations, qui duraient peu de temps et disparaissaient entièrement après les premières attaques, ne se dissipent plus que très-lentement. La maladie alors n'envahit plus simplement les doigts des pieds et des mains, mais aussi les grandes articulations, le talon, le poignet, le genou, le coude, l'épaule, rarement la hanche.

Après l'attaque, ces jointures restent douloureuses et sont le siége d'une chaleur incommode; le malade y éprouve une sensation de poids et d'engourdissement, de telle sorte qu'il redoute de se livrer au moindre exercice.

Dans quelques cas très-rares, tous les symptômes de la goutte chronique se montrent dès la première attaque, et quelquefois même, après que l'état chronique s'est produit, les symptômes locaux peuvent avoir toute l'intensité et l'acuité qu'ils ont dans la forme océique; ainsi le gonflement et la déformation des jointures sont permanents. Mais à cette lésion fixe, qui, dans l'état chronique, ne disparaît plus dans l'intervalle des attaques, vient aussi de temps en temps se joindre l'état aigu avec ses symptômes généraux et mobiles. L'impression de chaleur brûlante prolongée et permanente, dans la période aiguë, est remplacée, dans l'état chronique, par une sensation de froid et de chaleur qui alternent souvent.

Ambroise Paré dit (*loc. cit.*), ch. 2 : « Sur ce, faut noter que c'est humeur fluant ne fait pas nuisance par la voye où il passe, mais, subit qu'il, tombe aux iointures, cause extrêmes douleurs et autres diuers accidens en eschauffant ou refroidissant, car on voit aucuns malades qui se disent brusler et ne leur peut-on appliquer remedes assez froids : autres disent sentir une froidure glacée, lesquels on ne peut aussi assez eschauffer, et mesmement en un mesme corps se voit que la partie dextre est intempérée de chaleur et la senestre de froidure. »

Un phénomène excessivement douloureux, qui appartient à ces deux états, mais plus particulièrement à la forme chronique, ce sont les crampes et les convulsions des tendons et des muscles, le plus souvent aux jambes ; les douleurs qu'elles occasionnent sont si fortes, que Sydenham, malgré toute sa résignation, avoue qu'il serait impossible de les supporter patiemment, si elles n'étaient pas aussi courtes.

Les gaines tendineuses ainsi que les capsules synoviales, qui n'étaient pas envahies dans la goutte aiguë, finissent, dans la goutte saturée, par devenir parfois le siége du mal, et il s'y produit des concrétions tophacées. Scudamore a remarqué que le talon et le poignet sont les articulations qui se prennent les dernières.

Dès qu'on admet que la cause qui détermine les accidents de la goutte articulaire existent dans le sang, il n'est pas difficile de comprendre pourquoi, lorsqu'il est repoussé, par une cause ou par une autre, de la surface du corps vers le centre, pendant que la diathèse goutteuse existe, on peut voir survenir une détermination de ce liquide, alors ainsi altéré, vers quelque organe interne, comme cela arrive dans les cas d'une inflammation viscérale ordinaire, et c'est bien probablement à cet excès d'acide urique dans le sang qu'est due la grande intensité des symptômes qui caractérisent les fluxions de cette espèce dont la marche est si rapide.

Pinel avait d'abord classé la goutte parmi les névroses. Dès ses premiers travaux sur les altérations du sang, M. le professeur Piorry a admis, comme il le répète du reste dans son *Traité de médecine pra-*

tique, que la plupart des névroses tenaient à une composition vicieuse du sang; et les recherches de la chimie pathologique viennent tous les jours confirmer de plus en plus l'opinion que ce savant avait émise comme étant le résultat de ses travaux sur le sang, au sortir de l'école solidiste, dont il a eu l'honneur d'être un des premiers à secouer le joug.

Les ouvrages de Musgrave, de Boerhaave, de Stoll, de Barthez, de Guilbert, de Scudamore, de M. Patissier, contiennent un grand nombre d'observations , dans lesquelles des névroses se sont manifestées chez des goutteux sans que l'on ait constaté de lésions organiques des solides. Ces névroses, loin d'être proportionnées aux fluxions et aux douleurs articulaires, ont souvent paru être en rapport inverse avec elles, car elles apparaissaient quand les symptômes articulaires diminuaient ou cessaient tout à coup, ou bien au contraire disparaissaient elles-mêmes , quand les accidents des jointures reparaissaient.

Ces affections, que l'on a considérées comme des complications de la goutte , ne sont que des manifestations diverses d'une même diathèse, et elles sont différentes de la maladie principalement articulaire, exactement pour les mêmes motifs que ceux que M. Piorry donne pour expliquer les différents phénomènes produits par un état du sang, contenant une trop grande proportion de fibrine. Ce savant, à la page 271, § 4178, du tome III de son traité de médecine pratique, s'exprime ainsi : «Que si l'on venait à se demander pourquoi le froid et l'humidité produisent plutôt une hémitarthrite sur tel sujet et une hémitopneumonite sur tel autre, on répondrait qu'il y a sans doute quelque raison individuelle de causalité ou d'organisation à cette différence, et que les divers organes sur des hommes différents ne sont pas aussi aptes à devenir malades les uns que les autres.» Mais, d'un autre côté, je ne comprends pas pourquoi M. Piorry reproche, comme il le fait (*loc. cit.*, p. 490, § 4638), aux médecins anciens de rapporter à la cause goutte, qui pour lui paraît être cependant une altération du sang, autant de collections symptomatiques qu'on peut en rapporter à cette autre anomêmie dont il parle plus haut, à propos de l'hyperplastêmie. Il me semble que les raisons qu'il donne, et que nous venons de rapporter, pour expliquer les différentes localisations de l'inflammation simple peuvent bien être les mêmes dans l'hyperoxurêmie.

Si les organopathies rapportées par les auteurs à l'état goutteux sont innombrables, de sorte que, dit-il, pour la plupart d'entre eux, un traité sur la goutte serait un ouvrage sur la pathologie toute entière, il me paraît que, dès l'instant que M. Piorry admet qu'une certaine altération du sang peut manifester ses effets sur toutes les parties de l'organisme, cela peut ou doit être également vrai pour une autre anomêmie.

Quand ensuite on voit qu'un même traitement convient très-souvent aux diverses affections attribuées à cette même cause, on peut bien en conclure une identité de nature diathésique; or on voit, sous l'influence de la médication qui est utile pour soulager ou guérir les affections articulaires goutteuses, également s'amender les maladies viscérales amenées aussi par la même cause.

Pierre Desault s'exprime ainsi (à la page 208 de sa dissertation sur la goutte) : « Dès que je suis appelé pour voir un malade sujet à la goutte, atteint de quelque autre maladie que ce puisse être, sauf les contagieuses, je ne perds jamais de vue la goutte, et je soupçonne et j'examine avec une grande circonspection si l'humeur de la goutte ne joue pas son rôle sous le masque de la maladie dont il paraît atteint et pour laquelle je suis appelé. » Cette précaution me paraît aussi essentielle à prendre dans ces cas que celle que M. Bouillaud nous recommande d'observer quand, dans les inflammations, il nous fait surveiller l'état des affections du cœur, dont il a eu la gloire de découvrir la loi de coïncidence avec les autres grandes phlegmasies.

Depuis longtemps les personnes étrangères à la médecine, voyant combien souvent la gravelle accompagne, précède ou suit la podagre, ont été portées à considérer ces deux maladies comme identiques. Érasme écrivait à son ami : «J'ai la néphrétique, et tu as la goutte ; nous avons épousé les deux sœurs. » Il y a aussi un proverbe pour exprimer cela : « La goutte produit la pierre. » Tous les auteurs parlent de la dypsnée, de la toux, de l'asthme, des palpitations de cœur, comme complications de la goutte chronique ; mais ces diffé-rentes affections peuvent arriver avant la podagre, et, ce qui est plus commun, la compliquer et la remplacer pour quelque temps.

Dans une famille de goutteux, on voit souvent que ceux de ses membres qui ne sont pas atteints de ce qu'on appelle la goutte ré-gulière souffrent des divers accidents que Stoll désignait sous le nom de *goutte larvée*. Celui-ci est asthmatique, celui-là a des érysi-pèles périodiques ; l'un a une affection du foie, avec des calculs dans la vésicule biliaire ; l'autre, la gravelle rouge. Enfin, d'après Guil-bert, il en est d'hypochondriaques, d'autres sujets aux hémorrhagies du nez, ou fort souffrant dès leur jeunesse, atteints par des mi-graines affreuses, des maladies de la peau, etc. (art. sur la goutte, p. 148, t. XIX du *Dict. des sc. méd.*).

Ces observations, qu'on peut répéter tous les jours dans la plu-part des familles dont quelques membres sont atteints de la goutte articulaire, prouvent que tous ces divers phénomènes symptoma-tiques sont bien les différentes manifestations d'une même diathèse.

On a dit que fort souvent on n'a rien trouvé d'anormal dans le cerveau, les poumons, le cœur, l'estomac, les intestins, le foie, les reins, etc., des goutteux qui, pendant leur vie, avaient offert des troubles manifestes de ces organes. « Cela est vrai, disait encore dernièrement, dans son cours, le professeur Natalis Guillot ; mais il faut remarquer que fort souvent aussi on en a trouvé, comme le prouvent déjà une foule d'autopsies authentiques ; et puis ceux qui n'ont rien trouvé ont-ils toujours bien cherché ? » Le nombre des maladies qu'on appelait essentielles et purement vitales tend de plus en plus à diminuer par les progrès de l'étude des solides et des liquides, au moyen de l'analyse chimique et microscopique, et avec la connaissance de plus en plus approfondie du système nerveux et de ses actions réflexes.

Les anciens et même les modernes avaient établi, dans l'étude de la goutte, une foule de divisions qui la compliquent inutilement, et, d'après ce que nous avons dit, il est déjà bien difficile de pouvoir parler de l'affection articulaire, sans s'occuper simultanément des maladies viscérales causées par cette même anomémie.

J'espère pouvoir un jour m'occuper, plus spécialement que je n'ai pu le faire ici, des phénomènes de la goutte viscérale ; car je crois qu'il faut s'arrêter à ces divers phénomènes, afin d'y voir des indications thérapeutiques spéciales, après que l'on a institué le traitement général de la diathèse. Scudamore fait observer, dans son *Traité sur la nature et le traitement de la goutte*, trad. de l'anglais, édit. de Béchet, t. II, p. 4, que « l'état de la constitution, dans la goutte chronique, embrasse une variété de symptômes qui sont modifiés par le tempérament, les habitudes du malade, par la situation et le degré de l'affection locale, et aussi par la nature et le siége des dérangements des viscères. Les anomalies qui en résultent souvent, et qui dépendent en partie des causes internes et en partie des souffrances des tissus entrepris, sont tellement nombreuses, dit-il, que, selon toute probabilité, nulle description, quelque étendue qu'elle fût, ne pourrait en comprendre tous les symptômes ni en faire une esquisse générale. » Il serait pourtant nécessaire qu'on pût, en réunissant les documents anciens à ceux que la science moderne fournit, tirer de ces faits une diagnose et une thérapie générale, pour tenter de s'opposer à ces terribles accidents qui surviennent tout à coup au milieu d'une maladie qui paraissait d'abord très-bénigne et par laquelle les goutteux sont comme foudroyés, parce que ni eux ni les gens qui les entourent n'ont appris de leur médecin le moyen qu'il faudrait tâcher dé mettre de suite en usage pour arrêter ces fluxions sur les viscères du trépied vital.

ÉTIOLOGIE.

> Quant aux causes premières de la goutte, elles me sont
> absolument cachées, et mon ignorance est telle à cet
> égard, que j'ai connu deux frères nés d'un père gout-
> teux, dont l'un éprouvait les attaques les plus terribles
> de cette maladie, quoiqu'il vécût avec la plus grande
> sobriété, tandis que l'autre, exposé à toutes les injures de
> l'air, et fort adonné au vin et aux femmes, en avait tou-
> ours été exempt.
>
> (QUARIN, *Observations sur les maladies chro-*
> *niques,* p. 299.)

Les poëtes ayant dit que la goutte était fille de Bacchus et de
Vénus, presque tous les médecins, ayant trouvé cela charmant, l'ont
répété, sans en savoir là-dessus plus long que Quarin. Ne serait-il
pas tout aussi joli, et plus juste, de dire que la podagre a pour mère
la blonde déesse dont les bienfaits nous procurent une abondante
nourriture, et pour père le dieu indolent qui préside au repos du
corps ; alors Cérès et Morphée remplaceraient le dieu de la vigne
et la mère des amours.

Comme Quarin, j'ai vécu bien près de deux frères, fils et petit-fils
de goutteux, et j'ai pu faire exactement la même observation dans
des circonstances identiques à toutes celles dans lesquelles se trou-
vaient les deux frères dont parle l'éminent premier médecin de
l'empereur Joseph II.

La théorie indique quatre circonstances principales qui peuvent,
en diminuant l'oxygénation du sang, rendre la combustion des matières albuminoïdes imparfaite et augmenter notablement la proportion d'acide urique produit :

1° Lorsque, par un changement d'habitudes, la quantité d'oxygène
introduite par les poumons dans le sang est diminuée au point de

ne plus être assez considérable pour brûler les aliments azotés habituellement absorbés ; 2° quand, la proportion d'oxygène respirée étant la même que celle qui était avant suffisante, la proportion des matières protéiques ingérées dans le canal alimentaire a été tout à coup exagérée par un régime plus copieux ou plus succulent ; 3° lorsque la quantité d'oxygène introduit dans le sang, étant en proportion suffisante pour oxyder les aliments plastiques habituellement ingérés, s'y trouve en présence d'une trop grande proportion de substances ternaires qui, ayant une plus grande affinité pour ce gaz, empêchent qu'il ne brûle convenablement les matières quaternaires ; 4° quand, les organes excréteurs des matériaux brûlés accomplissant mal leurs fonctions, ces résidus et l'acide urique peuvent rester dans le corps en trop grande proportion.

Il sera facile de voir que les causes auxquelles l'on a avec raison attribué la production de la goutte tiennent toujours à l'une, à plusieurs, ou à toutes ces quatre principales circonstances.

Les causes de la goutte peuvent tenir à l'individu même ou lui être extérieures ; elles sont ou subjectives ou objectives.

Les causes subjectives peuvent se résumer dans : 1° la conformation, 2° l'hérédité, 3° l'âge, et 4° le sexe.

1° Il y a évidemment une conformation du corps qui prédispose à la goutte ; héréditaire ou acquise, cette prédisposition paraît indispensable pour que l'état goutteux se produise. Il est incontestable qu'il y a des gens relativement assez sobres, prenant un exercice qui, pour la généralité des individus, pourrait passer pour suffisant, et qui sont cependant atteints par la goutte ; tandis qu'on en voit d'autres qui, à ce que l'on croirait, peuvent s'exposer impunément à toutes les causes qui la produisent si rapidement chez les premiers.

On a remarqué, depuis fort longtemps, que les gens qui deviennent facilement goutteux sont doués de muscles puissants, ont une grosse tête, de larges épaules, une poitrine rebondie et un abdomen proéminent ; ces personnes, dit Sydenham, ont de bons principes de

vie. Selon Scavini, «la gotta assale particolarmente gli uomini ben
«constituiti, e robusti, d'un abito di corpo rotondo e pingue, di tem-
«peramente sanguigno o biloso-sanguigno, spiratosi e vivaci» (*loc.*
cit., p. 17).

Les personnes dont on vient de faire le portrait, étant habituellement douées d'un grand appétit, ingèrent tous les jours beaucoup
d'aliments. Quand l'exercice de leur corps n'est pas en rapport avec
leur puissance d'absorption, ils se trouvent dans notre première
circonstance théorique; leur abdomen, devenant de plus en plus
proéminent par la graisse qui s'accumule chez eux, gêne les poumons en les refoulant; leur fonction respiratoire est diminuée,
l'hématose se fait mal, et l'acide urique se forme. Il est cependant
quelques individus qui, tout en étant minces, fluets et maigres, sont
affectés par la goutte; mais la plupart ont été avant replets et plé-
thoriques, et l'hérédité ou les autres causes productrices ont agi fortement sur eux.

2° La transmission de la goutte par l'hérédité est appuyée sur des
faits si nombreux et si incontestables, qu'elle a été admise, dès la
plus haute antiquité, par tous les médecins. Plusieurs grands auteurs, Boerhaave et Cullen entre autres, font entrer cette transmission par la génération de l'aptitude à contracter la goutte, dans leur
définition même de cette maladie. Si Cadogan et Brown ont nié
cette hérédité, le premier ne l'a fait qu'afin de mettre mieux en
évidence les causes auxquelles il attribue seulement la formation de
la goutte, à savoir : l'abus de la nourriture et le manque de travail
du corps. Pour Brown, cette opinion aurait été trop contraire à sa
systématisation des maladies.

M. Patissier, sur 80 cas observés par lui, a trouvé que 36 fois
l'hérédité avait exercé son influence. Scudamore, sur 113 malades,
en a compté 55 dont les parents avaient été goutteux. Chez 32,
c'était le père qui avait eu la maladie; pour 9, c'était la mère; 3
l'avaient reçue de leur père et de leur mère; le grand-père seul
l'avait eue dans 6 cas, une fois c'était seulement la grand'mère. Dans

3 cas, c'était l'oncle qui, dans la famille, en avait seul été atteint, et dans un dernier cas, qui complète les 55 malades sur lesquels Scudamore avait pu établir la transmission héréditaire, c'était seulement une tante qui avait eu la goutte.

Cette transmission héréditaire prouvée, il resterait à expliquer pourquoi tel enfant la reçoit de son père ou de sa mère, ou seulement d'ascendants plus éloignés, tandis qu'une partie de ses frères ou de ses sœurs en est préservée. D'abord, de même que la ressemblance de la figure, de la taille, des manières, du caractère et des goûts, ne se transmet pas à tous les enfants, de même on peut, par analogie, comprendre que la conformation organique qui prédispose à la goutte éprouve les mêmes variations. Ensuite, ce qu'il ne faut pas oublier, c'est que jamais cette hérédité n'est complétement fatale.

Il est dans la nature de l'homme d'être modifiable et perfectible par lui-même ; ce privilége au milieu des êtres vivants sur notre planète est en même temps son caractère distinctif et sa loi. Nous pouvons, par nos propres efforts, nous améliorer, et transmettre ce perfectionnement à nos descendants ; nous pouvons également nous amoindrir, et communiquer cette déchéance à notre progéniture ; mais nos enfants peuvent, en vertu même de leur essence, ou bien réparer le mal que nous leur avons légué, ou encore perdre l'élévation qu'ils ont reçue de nous.

La prédisposition héréditaire à la goutte exige toujours, pour agir, l'action déterminante de quelques-unes des causes qui l'ont amenée chez les parents, et l'on pourra toujours prévenir cette funeste influence, si l'on sait et si l'on veut se soustraire à temps à ces causes par une hygiène convenable. P. Dumas, dans sa *Doctrine générale des maladies chroniques*, page 616, dit : « Cette disposition à produire de telles maladies est la seule chose qui soit produite par l'hérédité. » Et le fait suivant, rapporté par Loubet, en est la preuve : « Un père goutteux engendra deux fils jumeaux, qui devinrent, comme lui, grands et bien faits ; ces frères se ressemblaient, mais non d'inclination, et ils menèrent une vie fort différente : l'un vécut avec son père, il contracta ses goûts, et fut bientôt attaqué de la goutte; l'autre, obligé de vivre sobrement et de *faire de l'exercice,* en fut préservé toute sa vie » (*Lettres sur les maladies de la goutte*).

3° Comme, dans le jeune âge, l'accroissement rapide du corps peut presque toujours absorber les matériaux nutritifs qui seraient surabondamment introduits par la digestion, cela empêche le plus souvent la production de la plénitude qui occasionne l'état goutteux; c'est pour cela que tous les observateurs ont dit après Hippocrate, dans son aphorisme 30, section VI : « La goutte n'attaque les enfants qu'après l'âge viril. » Mais un régime trop succulent, joint à la privation d'exercice, peut produire chez eux l'augmentation d'acide urique dans le sang et dans les urines. Il n'est pas nécessaire, pour voir survenir cet état chez les grandes personnes, de prolonger beaucoup ce mauvais régime, tandis que chez eux il faut une longue continuité d'action ou certaines maladies pour produire ce résultat.

Scudamore dit (t. I, p. 85, *loc. cit.*) : « Je suis persuadé que tous les cas de goutte qu'on a cités dans la jeunesse n'étaient réellement que des exemples de rhumatisme. Quelques goutteux m'ont assuré affirmativement que le premier accès avait eu lieu à 15 ans, et l'un d'eux a même été jusqu'à me dire qu'il n'avait alors que 7 ans. »

M. le professeur Natalis Guillot nous a montré les reins d'un enfant de 4 ans gorgés d'urates.

J'ai donné moi-même des soins à deux jeunes enfants descendants de parents goutteux, et chez lesquels une maladie très-étendue de la peau, en amenant pendant longtemps l'altération des fonctions de l'enveloppe cutanée, avait produit une gravelle urique qui, traitée convenablement par des alcalins *intus* et *extra* et un régime approprié, s'arrêta aussitôt que la peau fut revenue à son état naturel. Ces faits, rapprochés de ce que j'avais entendu professer par M. Natalis Guillot, m'ont fait admettre avec lui que, sous l'influence d'une organisation héréditaire, de mauvaises habitudes hygiéniques, d'une altération des fonctions cutanées, et d'autres conditions encore peu connues, la surabondance d'acide urique peut se produire même chez de très-jeunes enfants. E. Blancard (*de Arthritide fixn*, cap. 17) dit avoir vu un enfant de 2 ans, horriblement tourmenté de la goutte aux pieds et aux mains. Ettmuller (*de Arthritide*, cap. 11) prétend avoir guéri un enfant de 8 ans d'une goutte héréditaire. Morgagni (*de Sedibus et causis*, ep. 57) s'exprime en ces termes : « Ipse puellos vidi qui infantia vix peracta « acerbis articulorum doloribus prehensi decumbebant ; sed eorum « ego et parentem et avum, et proavum noveram arthritide obnoxios. » Hufeland, dans son *Enchiridion medicum*, traduit par Jourdan, p. 522, professe que « parmi les causes de la goutte, il faut placer avant tout l'hérédité, dont l'influence n'est, dans aucune maladie, aussi prononcée que dans la goutte, à tel point que les sujets chez lesquels cette cause se rencontre peuvent être affectés de podagre dès leur enfance même. » Sydenham dit (t. II, p. 212, trad. de Jault, éd. de veuve Picot) : « Je connais des sujets qui, dans cet âge tendre, en ont eu de légères atteintes (de goutte), savoir : ceux dont les pères avaient actuellement cette maladie lorsqu'ils les engendrèrent. »

4° Les hommes sont incomparablement plus souvent atteints par la goutte que les femmes. Hippocrate avait dit, aphorisme 29, section 6, qu'elles n'y sont sujettes qu'après qu'elles ont cessé d'être menstruées. Le flux sanguin mensuel de l'utérus peut contribuer à empêcher la surabondance générale. Mais Scudamore et d'autres médecins ont observé des femmes, en petit nombre, il est vrai, qui ont été podagres avant la ménopause. Plusieurs d'entre elles le devaient à une forte prédisposition héréditaire ; mais, chez quelques autres, leur affection était seulement une goutte acquise. Les femmes ont ordinairement une organisation plus délicate que la nôtre ; si elles font impunément moins d'exercice, c'est parce que leur conformation en exige moins. Chez elles, cette tendance à la corpulence que nous avons vu précéder ou accompagner le plus souvent 'invasion [de la goutte existe parfois, mais elle est beaucoup moins commune que chez les hommes ; elles sont aussi moins disposées aux excès de nourriture. Mais, quand il arrive qu'elles joignent à l'indolence un abus d'aliments et les divers autres excès qu'un pareil régime peut entraîner, les femmes se trouvent alors dans les mêmes conditions dans lesquelles se trouvèrent placées les dames romaines dont parle Sénèque dans son épître 95.

Heberden a observé une femme dont les articulations et tout le corps étaient tellement envahis par les concrétions calcaires, que sa peau était couverte d'ulcérations causées par la sortie de ces tophus, sans que cependant aucun membre de sa famille eût été sujet à la goutte ; il cite aussi une sœur de quatre frères goutteux, qui avait seulement la gravelle, tandis que tous ses frères avaient une maladie acquise, mais très-intense, des articulations. Scudamore (*loc. cit.*, t. I, p. 86) dit connaître une jeune personne qui, dès sa dix-huitième année, a été affectée de la goutte à la première articulation du gros orteil.

Quand on a avancé que les excès vénériens avaient directement une grande influence sur la production de la goutte, on ne savait pas sans doute que la déperdition d'un fluide très-azoté devait aller au contraire agir précisément en sens inverse des causes productrices de cette affection ; mais, ainsi que M. Bouchardat le fait remarquer, il y a dans la plupart de ces cas une simple coïncidence d'action, parce que les excès de ce genre s'accompagnent souvent de dîners fins, très-succulents et très-alcoolisés, suivis d'une longue inertie musculaire. Hippocrate avait dit, aph. 28, sect. 6, que jamais la goutte n'attaque les eunuques ; mais déjà Galien, en commentant cet aphorisme, donne des preuves du contraire. Grâce à la civilisation, nous n'avons plus parmi nous ni eunuques ni castrats ; mais la société catholique romaine a ce que dans l'évangile selon saint Mathieu (chap. 19, v. 12), on appelle des eunuques volontaires, qui ne sont pas préservés de la goutte par le célibat. Pour ma part, j'ai eu le plaisir de connaître deux vénérables prêtres de l'Église romaine, aussi estimables par leurs vertus que distingués par leur esprit, et qui en avaient été longtemps tourmentés. L'un vivait modestement dans un village, s'y nourrissait d'aliments peu succulents; mais il était grand mangeur, de pain surtout. Dès son jeune âge, il s'était toujours privé de vin, de bière, de liqueurs, de café et de thé; il ne buvait absolument que de l'eau, mais fort peu; il faisait toutes ses courses à cheval, ayant cru cet exercice suffisant; il était fils d'une mère goutteuse, et la conformation de sa personne était le parfait modèle du portrait que Sydenham, Scavini, et les autres auteurs, font des individus qui sont prédisposés à la goutte. L'autre ecclésiastique, savant linguiste, avait été professeur depuis sa sortie du séminaire; quand je l'ai connu, il était très-svelte; mais il m'a dit qu'il avait été assez replet pendant une dizaine d'années; avec des épaules relativement très-étroites, il avait eu, depuis l'âge de 29 ans jusqu'à 40, l'abdomen fort proéminent. Né de parents dans un état voisin de l'indigence, il avait été précepteur chez un riche banquier obèse, qui était devenu goutteux, lui, ainsi que son cuisinier et son cocher. Ce prêtre n'avait eu lui-même la podagre qu'à 46 ans, après avoir eu pendant fort longtemps du sable dans ses urines, sans que jamais cela l'eût fait beaucoup souffrir. Aucun de ses parents, à sa connaissance, n'avait eu ni la gravelle ni la goutte.

Van Swieten, dans le commentaire au 1261ᵉ aphorisme de Boerhaave, dit : « Vidi in homine quadragenario, qui semper, et caste, et «sobrie vixerat, et vix credibili cum patientia summos dolores po-«dagricos tulerat, omnes fere articulos corporis tophis talibus cre-«taceis obsessos; septem tantum annis podagricus fuerat. Raro autem «contingit, ut tam cito adeo male mulctentur, præcipue dum bonam «vivendi normam servant, uti solebat optimus ille vir, qui ex religiosa «Franciscanorum familia erat. » Pierre Desault, dans sa *Dissertation sur la goutte*, page 212, dit avoir traité la sœur Blanche, carmélite du couvent Saint-Joseph de Bordeaux, qui avait contracté cette maladie dans cet état de claustration absolue, où, comme dans les maisons religiéuses de cet ordre, elle ne vivait depuis longtemps que d'une nourriture maigre. A la page 155, il cite un goutteux qui avait quatre filles, dont deux mariées et deux dans les ordres; la seule à laquelle il transmit sa maladie fut précisément une des religieuses. Enfin Guilbert (*Dictionnaire des sciences médicales*, t. XIX, p. 169), dans son si savant article sur la goutte, dit : « Le pape Grégoire le Grand, l'homme le plus sobre de son temps, et de la constitution la plus saine en apparence, mais livré sans relâche à de laborieuses occupations, souffrit de la goutte pendant trente ans et ne put écrire la plus grande partie de ses œuvres qu'avec deux doigts, les seuls que la chiragre eût laissés libres. »

Les causes objectives de la goutte peuvent être ramenées à quatre chefs principaux : 1° la profession, 2° la nourriture, 3° les influences physico-chimiques, 4° les influences morales.

1° Devant la goutte, il n'y a généralement que deux espèces de professions : celles qui forcent l'individu à être le plus souvent assis pour accomplir avec peu d'efforts musculaires un genre de travail que l'on désigne généralement sous le nom de *sédentaire;* puis celles, au contraire, qui obligent les personnes qui s'en occupent à être longtemps debout pour se livrer à d'énergiques mouvements de tous leurs membres, pour faire journellement de longues courses, ou afin d'accomplir des travaux dits de force, moteurs ou ambulatoires. La goutte ne se rencontre jamais chez les personnes de cette dernière condition, et, quelque laborieuses que puissent être celles de la première catégorie, elles peuvent être atteintes par cette affection. Il n'est donc pas complétement exact de dire avec les anciens : « Si a podagra liberari cupis, aut pauper sis oportet, aut ut « pauper vivas. » Car on voit souvent, ainsi que nous l'avons déjà dit, de pauvres ouvriers cordonniers, tailleurs, graveurs, bijoutiers, horlogers, de pauvres maîtres d'école, de petits commis aux écritures, qui deviennent goutteux, sans avoir la fortune et la bonne table des banquiers, des avocats, des notaires, des magistrats, des négociants, des prélats, des officiers supérieurs, etc.; et si ceux-ci sont bien plus souvent atteints par cette maladie, c'est parce que chez eux il y a deux puissantes causes qui agissent simultanément : l'inertie musculaire et la bonne chère. Et la preuve que c'est bien le repos du corps seul qui, dans certains cas, pour une conformation donnée, occasionne la goutte, c'est qu'on la voit quelquefois, comme nous en avons cité plus haut plusieurs cas, atteindre des religieux cloîtrés, qui sont soumis forcément à un régime très-sobre et à une nourriture le plus souvent végétale et maigre, comme chez les carmélites; tandis que seuls les trappistes agriculteurs, avec un régime semblable, doivent à la nature de leur travail d'en être tous entièrement exempts. La gestation la plus continue, les mouvements communiqués, la translation passive, ne peuvent en préserver, puisqu'on voit des cochers, des officiers de marine, qui en sont atteints au milieu même de leurs occupations.

2° C'est toujours parce que l'on introduit dans l'organisme une quantité trop grande d'aliments, relativement à la dépense qu'on peut en faire par le travail musculaire, qu'il se produit dans le sang une proportion trop considérable d'acide urique, lequel, n'en étant pas éliminé, y devient la cause matérielle des divers désordres organiques et fonctionnels constitutifs de la goutte.

Les gourmets, pour en arriver là, n'ont pas besoin de lester habituellement leur estomac avec une abondante nourriture : il leur suffit d'absorber de ces aliments succulents et quintessenciés, qui contiennent sous un petit volume une grande proportion de matériaux nutritifs et très-peu de substances réfractaires à la digestion. Mais, pour ceux qui vivent des aliments les plus simples et les moins réparateurs, s'ils sont, comme on le dit, de grands mangeurs, la quantité fait chez eux ce que la qualité produit chez les premiers.

Il est facile de comprendre que l'effet sera doublé, si les deux causes de qualité et de quantité se trouvent réunies.

Les plantes contenant en moindre proportion sans doute, mais en

qualité égale, les aliments que l'on rencontre dans la chair des animaux, la nourriture végétale peut produire sous un certain volume
le même résultat qu'une quantité moindre de nourriture exclusivement animale. Ce sont, comme je l'ai dit, les substances azotées
seules qui peuvent fournir l'acide urique; mais une quantité trop
grande de matières hydrocarbonées peuvent, par leur plus grande
affinité pour l'oxygène, empêcher par leur excès l'entière combustion des albuminoïdes, qui sans elles auraient pu être convenablement oxydés.

La vie et le régime du fameux Cornaro ont parfaitement démontré
combien aussi était puissante la réduction de la nourriture. Skinkius
cite également plusieurs faits qui en sont une preuve; il rapporte
qu'un nommé François Pechius, étant goutteux au point de ne plus
pouvoir marcher, fut pris et enfermé comme prisonnier de guerre
dans un fort, près de Verceil; il y passa près de vingt ans, ne rece-
vant du geôlier que juste assez d'aliments pour ne pas mourir de
faim. L'invasion des Français en Italie en 1556 ayant mis fin à sa
cruelle et longue captivité, il put sortir parfaitement guéri et se
promener sans bâton et l'épée au côté, au grand étonnement de tous
ceux qui l'avaient connu quand il était perclus de presque tous ses
membres. Ici la réduction de la nourriture avait été aussi puissante
que les grands mouvements, et Skinkius a pu dire d'après ces faits :
« In cibo igitur medicamentum. »

On a attribué avec raison une grande influence aux boissons alcooliques. Il faut cependant observer qu'elles ne peuvent agir qu'in-
directement, ne contenant presque pas de matières azotées; les
purs ivrognes d'ailleurs sont affectés d'autres maladies que de la
goutte. Le vin, tant proscrit par les anciens et presque tous les modernes, est au contraire conseillé comme remède par Liger, qui
fait remarquer que c'est précisément dans les pays où l'on boit de
la bière où l'on rencontre le plus de goutteux. Scudamore défend
l'abus du vin, mais il ne croit pas que trois verres par repas puissent être nuisibles.

Les boissons aromatiques, le café, le thé, le cacao, contiennent
un principe azoté qui, sous le nom de caféine, de théine, de théo-
bromine, d'après son origine, présente une composition qui paraît
identique. MM. Robin et Verdeil disent, dans leur Chimie anato-
mique et physiologique, que ces substances, assez riches en azote,
puisqu'elles ont toutes pour formule $G^8H^5Az^2O^2$, jouissent de la
propriété de déterminer une formation spontanée de cristaux d'a-
cide urique, qui se dépose dans les urines. Baglivi dit (*Prax. med.*,
lib. 1) : « Potus theæ et caffe inter reliqua remedia calculosis et poda-
« gricis excellunt. » M. Trousseau fait observer aussi, avec juste raison, que la goutte est très-rare chez les Turcs et les habitants des
Antilles, qui font pourtant un grand usage de ces boissons. M. Patissier dit avoir traité avec succès un goutteux, quoiqu'il prît
tous les jours deux tasses de café. Mon père buvait fort peu de vin,
à peine un demi-verre en ses deux repas ; il ne prenait presque jamais ni liqueur ni thé ; je ne me souviens pas de lui avoir vu boire
une seule fois du café, et malgré cela il a été horriblement tourmenté par la goutte la plus constante et la plus douloureuse. Pour
moi, j'ai usé et même abusé, depuis plus de vingt ans, du café pur ;
il y avait précisément plus d'un mois que je n'en avais pris quand
j'ai eu ma seconde attaque, et depuis je n'ai jamais remarqué que
cette délicieuse boisson eût sur moi une fâcheuse influence, quoique
j'en prenne le plus souvent deux et même trois demi-tasses par
jour. Il est vrai que je bois très-rarement du vin, et que je ne
prends jamais de liqueurs que comme une véritable préparation
pharmaceutique ; car, chaque fois que j'en bois un petit verre,
elles ont pour effet de déranger les fonctions de mon estomac. Je
fais un large et fréquent usage de l'eau, et par ce que j'ai observé
sur les autres et aussi sur moi-même, je suis pleinement de l'opinion que j'ai entendu émettre à M. le professeur Bouchardat, qui con-
sidère l'insuffisance des boissons aqueuses comme une cause très-
importante de la goutte. Cette insuffisance du liquide agirait en ne

fournissant pas à la sécrétion urinaire une quantité assez grande
d'eau pour dissoudre et entraîner l'acide urique. Quand un médecin
disait : Donnez-moi un goutteux, je lui ferai tant boire d'eau que
j'en ferai un hydropique, et je le guérirai, il exagérait seulement
une bonne idée thérapeutique.

3° Les influences physico-chimiques, comprenant les deux classes
de modificateurs appelés par les anciens *circumfusa et applicata*,
ne pourraient avoir qu'une action excitante sur la goutte. Théori-
quement le froid agissant sur les parties qui y sont le plus habituel-
ment exposées, et qui, relativement à leur volume, présentant une
grande surface, sont en outre éloignées du centre calorifica-
teur, tels que les pieds et les mains, peut provoquer dans ces organes la cristallisation ou la déposition de l'acide urique ou de ses
sels peu solubles; mais ce froid ne saurait jamais les produire par
lui-même. L'humidité de l'air doit également influencer l'exhalation cutanée et restreindre l'élimination des résidus azotés qui s'é-
chappent de la peau. Cependant les climats chauds et les vêtements
mauvais conducteurs du calorique ne préservent pas ceux qui, par
la mollesse et la bonne chère, se mettent dans les circonstances propres à la production de la goutte. Orfila dit que le régime très-ani-
malisé, habituel chez les indigènes des îles Baléares, leur cause
très-fréquemment la gravelle urique et la goutte, malgré la douce
température de ces pays; tandis, comme le dit Linné dans sa *Flore
lapone*, que cette maladie est parfaitement inconnue chez les La-
pons et les campagnards suédois, si souvent et pendant si longtemps
exposés au froid. Elle est exclusivement réservée, dit-il, à ceux des
habitants de ces contrées, assez riches pour y boire du vin, et y
être aussi bien logés, bien vêtus et bien chauffés.

Quant à l'influence des vêtements chauds, voici un fait remarquable, qu'on peut lire à la page 407 de la 2e édition du traité d'hydrothérapie de M. Fleury. Un malade raconte à ce médecin ce qui
suit, à propos d'un oncle qui, comme lui-même, avait été goutteux :

« Je vous dirai, en passant, que ce pauvre homme, le plus goutteux
que j'aie jamais connu de ma vie, toujours enveloppé chaudement,
chaussé de bas de laine, de souliers fourrés, a fini, après avoir
épuisé tous les traitements imaginables, et dans un véritable accès
de désespoir, par se débarrasser de toutes ces enveloppes, pour
suivre un régime entièrement opposé à celui qui lui avait été prescrit pendant tant d'années. Demeurant à la campagne, il prit la
résolution de sortir tous les matins, avant le lever du soleil, en
pantalon court, pieds et jambes nus, et à marcher ainsi, dans la
rosée et dans l'eau, malgré l'humidité, la pluie, et le temps le plus
affreux. Au bout de quelque temps, il éprouva un grand soulagement,
les attaques de goutte devinrent de plus en plus rares, et il mourut
à 70 ans, n'ayant éprouvé, depuis plusieurs années, aucune attaque
de cette maladie ; tandis que mon père, qui ne voulut pas suivre
les mêmes errements, succomba bien avant lui, quoique plus jeune,
à un accès de goutte remontée. »

Je serais bien éloigné de conseiller une pareille expérience à
tous les goutteux ; mais on peut comprendre que le régime suivi par
ce malade, en provoquant une grande réaction vers la peau, est venu
rétablir ou augmenter les combustions si importantes qui se font
dans les réseaux capillaires de la surface cutanée, et qui étaient
empêchées ou gênées par l'accumulation des nombreux vêtements,
mauvais conducteurs du calorique, dont ce goutteux avait été affublé.
Les pratiques de l'hydrothérapie, qui paraissaient d'abord si excen-
triques, nous ont un peu rassurés sur la peur traditionnelle que
l'on avait depuis longtemps, et pour le froid, et pour l'eau, dans
les affections goutteuses. L'important c'est de ne jamais s'exposer à
aller au delà des limites où la réaction ne pourrait plus se produire ;
mais, en y procédant graduellement, on peut aller fort loin même chez
des gens qui, dès le commencement, paraissaient si incapables de
supporter une pareille médication ; et il est merveilleux de voir ce
qu'on peut obtenir avec le simple drap mouillé, moyen hydrothé-

rapique que l'on peut employer partout et sans aller dans les établissements spéciaux.

Il y a d'ailleurs, dans le beau livre où M. le professeur Gavarret
a exposé ses propres travaux, et aussi tout ce que l'on sait aujour-
d'hui *de la chaleur produite par les êtres vivants*, plusieurs expériences dont les résultats peuvent servir à expliquer les bons effets
qu'a eus la courageuse conduite du malade dont on a raconté l'histoire à M. Fleury. J. Davy, en mesurant la température des diverses
parties du corps chez un même homme, immédiatement avant ou
après une marche assez prolongée pour déterminer une abondante
transpiration, a trouvé que la moyenne de ses mesures, pour la dis-
tribution de la température, donnait les chiffres suivants :

	Avant la marche.	Après la marche.
Pieds,	21°,4.	36°,2.
Mains,	27°,2.	35°,8.
Sous la langue,	36°,7.	37°,7.
Urines,	37°,8.	38°,3.

Il est prouvé par cela que l'exercice ne fait pas varier sensible-
ment la température des parties du corps situées profondément,
tandis qu'il élève considérablement celle des extrémités. Puis on
peut voir aussi dans le livre de notre savant physicien, qu'il me
faudrait pouvoir citer presque d'un bout à l'autre, la belle expérience de Lavoisier, qui trouva, en mesurant la quantité d'oxygène
consommée en une heure par un même homme à jeun, qu'elle s'éle-
vrait seulement à 24 litres quand il était en repos, tandis qu'il en
brûlait jusqu'à 63 litres pendant qu'il était en travail.

4° Les influences morales, le chagrin, les passions tristes, agissent en déprimant l'individu, en le faisant tomber dans l'inaction,
ou en lui laissant oublier les précautions qu'il doit prendre pour se
garantir des causes productrices de la goutte.

NÉCRORGANOGRAPHIE.

> Ainsi une lésion d'organe pourra être tantôt
> considérée comme le mal lui-même, tantôt comme
> un symptôme ou un effet, et tantôt comme une
> cause de la maladie.
>
> (PIORRY, *Traité de médecine pratique*, t. I,
> p. 505.)

Comme on l'a remarqué de tout temps, la goutte tue plus de riches que de pauvres. A cause de cela, elle est fort rare dans les hôpitaux, et l'on n'y voit pas souvent l'autopsie des gens qu'elle fait mourir; aussi les documents d'anatomie pathologique que la médecine possède sur cette maladie sont infiniment moins nombreux que ceux qui concernent les autres affections. Cependant déjà Fernel avait observé « que l'ouverture de cadavres montrait une substance comme crayeuse qui environnait et recouvrait non-seulement les tendons et les ligaments, mais les os eux-mêmes, qu'elle déplaçait quelquefois. » Après lui, Bonet remarque également dans son *Sepulchretum*, conjointement avec l'Allemand Schneider, que l'humeur arthritique ne se trouve jamais dans la cavité synoviale des articulations, mais seulement autour. Lieutaud, dans son *Précis de médecine*, affirme le même fait; mais Morgagni, dans la 57e lettre (*de Sedibus*, etc.), observe que la synovie se concrète dans l'articulation même, au point d'avoir la consistance du plâtre, dans les gouttes longues et cruelles, et que les os du pied sont écartés par ces concrétions, qui ressemblent à autant de coins interposés. Portal, dans son *Anatomie médicale* (t. I, p. 62 et 622), assure également avoir vu le suc synovial d'abord épaissi et comme en gelée, et puis aussi concrété en consistance de plâtre. Guilbert, dont l'ar-

ticle plein d'érudition peut être mis à côté des savants commentaires
de Van Swieten, rapporte les détails d'une autopsie faite par lui
avec un grand soin, et voici ce qu'il dit y avoir observé : « 1° Lésions
extérieures à la synoviale, consistant dans la phlogose des parties
articulaires externes, dans le dépôt abondant d'une matière topheuse sur les tissus fibreux environnants; 2° lésions intérieures de
la synoviale réunies à celles-ci, et consistant dans la phlogose de
cette membrane, dans une altération particulière des surfaces osseuses articulaires, et même dans le dépôt d'une matière topheuse;
de plus, altération de la synovie, analogue aux altérations des
liquides séreux observées ailleurs. 3° Sur des points non articulaires, dépôt de matière topheuse dans l'intérieur même des ten-
dons ou seulement dans l'intérieur de leur gaîne tendineuse|, sou-
levée en forme de kyste, ou dépôt de cette matière au milieu du
tissu cellulaire], soit mêlé avec du pus ou formant un abcès, soit
sans aucune lésion circonvoisine. » Guilbert en conclut « que la
goutte articulaire n'est une affection propre ni du tissu fibreux ni
du tissu séreux, non plus que du tissu cellulaire, mais qu'elle peut
les entreprendre ou séparément ou à la fois. »

Quand je parlerai de la goutte viscérale, en résumant les travaux
d'anatomie pathologique faits principalement pour montrer les lésions que l'hyperoxurêmie produit dans les viscères, je ferai voir
que, d'après les auteurs, la goutte anormale, se transformant en
toute espèce de maladies, donne aussi lieu à tous les désordres que
les fluxions simplement phlegmasiques peuvent produire dans les
tissus, mais qu'ils sont aggravés ici par la présence de dépôts
inorganiques. Les ravages qu'amène la goutte viscérale sont donc
aussi variés que ceux qu'entraîne l'hyperplastémie simple sur ces
mêmes organes; seulement, comme l'ont constaté tous les auteurs,
les symptômes en sont plus rapidement funestes.

Galien avait déjà dit : «Eorum igitur qui tophi appellantur gene-
«ratio ex his est» (lib. x, cap. 2, *de Comp. med. sec. loc.*). Aujourd'hui
nous savons que toutes ces altérations ont leur origine dans la com-

position anormale du sang, et découlent toutes d'un excès d'acide
urique dans ce fluide général de l'économie ; celui-ci, transportant
ce résidu peu soluble, peut le laisser déposer dans tous les organes
et tous les tissus qu'il parcourt.

Les travaux de MM. Garrod, Lehmann, Brámson, Budd, Gairdner, sont venus confirmer et expliquer les observations d'anatomie
pathologique faites avant que l'on connût l'origine matérielle de
ces désordres.

Dans les articulations ou les organes de ceux qui ont succombé
aux premières attaques de la goutte aiguë, ce qui est assez rare, on
ne trouve qu'une suffusion sanguine, en apparence, la même que
celle des congestions purement phlegmasiques ; mais, pour peu que
la goutte ait duré pendant quelque temps, et jusqu'au moment, par
exemple, où le gonflement des jointures qui accompagne les attaques de goutte, au lieu de se dissiper presque complétement après
l'accès, se prolonge encore longtemps alors que les accidents congestifs ont disparu, on trouve, surtout dans le tissu cellulaire qui
environne les ligaments des articulations, et aussi sur les tendons et
leurs gaînes, de petites concrétions granuleuses, cristallisées ou
amorphes, d'abord très-petites, mais qui s'accroissent à chaque
accès.

D'abord il faut se servir du microscope pour trouver ces
sels dans les premiers temps de la goutte aiguë ; plus tard ces concrétions deviennent, dans certains endroits, très-considérables. Alors
ces tophus, que l'on retrouve au-dessus de la capsule articulaire
bien plus souvent que dans l'intérieur des synoviales, mais plus
particulièrement dans ces bourses muqueuses qui communiquent
avec celles-ci, enfin quelquefois dans le périoste, les fibro-carti-
lages et les muscles même, peuvent arriver à y avoir le volume
d'une grosse amande. Celles qui sont isolées et mobiles sous la
surface du derme paraissent d'abord ne pas provoquer de douleur.
La tumeur molle et œdémateuse qu'elles forment cède sous le
doigt, dont elle conserve l'empreinte, comme si elles étaient

formées d'abord par un épanchement entièrement liquide dans le tissu cellulaire ; puis le volume de la tumeur diminue peu à peu, elle durcit, et, quelque temps après, on a la sensation d'un corps solide qui soulève les parties molles, et qui quelquefois finit par sortir après les avoir ulcérées. Ces concrétions sont alors généralement amorphes, très-irrégulièrement arrondies ; leur extérieur est d'un gris blanchâtre, leur cassure est terreuse, tandis que les petits cristaux que l'on trouvait d'abord ont la forme des urates de soude ou de chaux.

Le chimiste anglais Tennant les a, le premier, trouvées formées surtout par l'urate de soude : c'est ce sel qui les compose en plus grande partie. Mais les autres grands chimistes de la fin du siècle dernier et du commencement de celui-ci y ont trouvé également de l'urate de chaux, en plus ou moins grande quantité, mélangé avec du phosphate de la même base. Pour Berzelius, ce serait l'urate de soude avec excès d'acide qui se trouverait composer le plus fréquemment les tophus des goutteux. Les chimistes de notre époque ont constaté le même fait.

MM. Rouget et Charcot ont communiqué dernièrement à la Société biologique le résultat de l'examen microscopique qu'ils ont fait sur des fragments de cartilages provenant de la surface tibiale de l'articulation du genou d'un goutteux âgé de 60 ans environ.

Ces fragments de cartilage, disent ces messieurs, paraissent infiltrés d'une matière d'un blanc mat, d'aspect crayeux, formant des ilots d'inégales dimensions, irrégulièrement disséminés, mais, en général, disposés de telle manière que les plus volumineux occupaient surtout les parties superficielles et le centre du cartilage, tandis que les plus petits se rencontraient principalement dans les parties profondes et à la périphérie. Les tranches minces du cartilage leur ont permis de constater les particularités suivantes : la matière tophacée se présentait sous deux aspects principaux. Tous les grands ilots et un certain nombre de petits étaient constitués par une masse amorphe, grenue, tout à fait opaque ; les petits ilots, au

contraire, dont quelques-uns n'étaient pas visibles à l'œil nu, résul-
taient, pour la plupart, de la réunion de fines et longues aiguilles
cristallines qui s'agrégeaient en rayonnant autour d'un centre commun, de manière à donner l'image d'une aigrette, de certaines al-
gues, d'une pomme épineuse, etc. Au centre de ces agrégats de cristaux, on rencontre souvent un petit noyau de matière amorphe.....
Les dépôts de matière tophacée, amorphe, et les amas de cristaux,
siégeaient toujours exclusivement dans l'épaisseur de la substance
intermédiaire du cartilage; on ne les rencontrait jamais dans l'intérieur des cellules, qui n'ont présenté, à ces messieurs, aucune altération, alors même qu'elles étaient enveloppées plus ou moins complétement par un amas de matières tophacées.

M. Charcot donne le résultat de son travail microscopique comme
confirmation des observations déjà faites à l'étranger par M. Garrod
(*Medico-chirurg. transact.*, vol. XXXI, p. 85, pl. I, fig. 4; 1843), le
Dr Bramson (*Arthritische, erkrankung der Gelenknorpel*, in *Zeits.
für rationnele Medizin*, t. III, p. 175; 1845), et par le Dr Budd (*Re-
searches on gout*, in *Med.-chirurg. transact.*, 1855). MM. Garrod et Lehmann ont vu que ces cristaux aciculaires existent aussi en très-grande
abondance dans le liquide qui s'accumule chez certains goutteux
au voisinage des jointures des extrémités, dans les points où, à la
longue, se formeront des concrétions tophacées péri-articulaires. Suivant ces messieurs, ces cristaux doivent être rapportés à l'urate de
soude.

Dans l'observation du Dr Bramson (*loc. cit.*), les dépôts crayeux
existaient dans l'épaisseur des tendons de la face dorsale des mains,
au voisinage des articulations métacarpo-phalangiennes. La substance
blanche, compacte, friable, qui formait ces dépôts, examinée au microscope, paraissait composée en partie d'aiguilles cristallines, dont
la constitution chimique n'a pas été bien déterminée, mais dont la
forme rappelait celle que prend souvent l'urate de chaux. (Voy. *Ga-
zette médic. de Paris*, ann. 1859, n° 46.)

DIAGNOSTIC.

> Ces diathèses, formant la cause prochaine des maladies, établissent leur dernière différence et doivent aussi diriger le traitement.
>
> (HILDENBRAND, *Méd. prat.*, t. II, p. 257.)

C'est à la confusion que l'on a faite de deux maladies souvent très-voisines par leur siége, mais fort éloignées de cause et de nature, que sont dus tous les quolibets que la goutte a attirés aux médecins. Les artropathies hyperplastémiques ou hyperoxurémiques ayant été prises pour une seule et même affection, on leur a appliqué un même traitement, et cela a produit le chaos qui a longtemps existé dans la thérapeutique des diathèses goutteuses et rhumatismales, et fait dire plaisamment, ainsi qu'on peut le lire dans le *Trésor des sentences* de G. Meurier, publié dans le XVIe siècle : «Au mal de la goutte, les médecins n'y voyent goutte. »

Les anciens médecins grecs avaient su cependant établir assez bien le diagnostic différentiel de ces deux maladies; mais, à l'époque de la décadence des lettres, on confondit sous le nom de goutte non-seulement la podagre et le rhumatisme, mais aussi une foule d'autres affections, qui sont pour nous des altérations du sang, que nous avons appris à distinguer entre elles. Baillou et Charles Lepois, en relisant les anciens et en observant attentivement les malades, séparèrent de nouveau le rhumatisme de la goutte; mais, malgré leurs travaux et le beau traité de Sydenham, il se trouva toujours des médecins qui persistèrent à les confondre, et encore, dans ces derniers temps, deux professeurs distingués, Chomel et Requin, ont considéré ces deux maladies comme identiques. Il faut dire cependant que si ces maîtres ont pu entraîner dans leur manière de voir quelques médecins leurs élèves, aucun des auteurs qui font autorité, à notre époque, ne les a suivis dans leur errement, et même M. le professeur Grisolle, disciple de Chomel sous bien des points, convient, dans sa *Dissertation sur les diathèses,* p. 21, «qu'il est des circonstances où l'économie offre une remarquable tendance à produire de l'acide urique et à le déposer à divers états de combinaison dans les canaux urinaires, et souvent aussi autour des articulations; c'est ce qu'on trouve chez un certain nombre de goutteux. Ceci pourrait constituer alors une diathèse que l'on nommerait diathèse urique. »

Depuis longtemps l'anatomie pathologique, aidée du microscope et de l'analyse chimique pour l'examen des solides et des liquides, l'étiologie, la symptomatologie et le traitement, fournissent des signes distinctifs, qui ne permettent plus de douter de la différence radicale qui existe entre une maladie constituée par un excès d'acide urique dans le sang et une autre affection qui se trouve sous la dépendance d'une brusque augmentation de la quantité de fibrine que ce liquide contient; mais il faut savoir aussi que s'il est vrai que le plus souvent ces deux anomêmies se présentent isolément et parfaitement séparées, il est pourtant des cas où un rhumatisant, ne pouvant plus faire assez d'exercice, et se nourrissant d'une façon ou trop copieuse ou trop succulente, devient également goutteux, et alors, dans ces cas, aux altérations organiques formées par des dépôts fibrineux viennent s'ajouter des résidus inorganiques, des urates, que l'état goutteux amène, ce qui complique et la diagnose et la thérapeutique. Mais, il faut le dire, ces faits-là sont assez rares, et ce serait à eux seuls que devrait être réservé le nom de rhumatisme goutteux, que l'on donne mal à propos aux tumeurs blanches des petites articulations, que le froid humide cause surtout chez les femmes, altérations qu'à la vue seule on peut parfaitement distinguer des déformations goutteuses, qui sont bosselées et inégales, tandis que les gonflements fibrineux sont réguliers et uniformément arrondis.

Le professeur Cruveilhier, dans la 1re livraison de son *Anatomie pathologique,* s'exprime ainsi : «Le rhumatisme est une inflammation proprement dite, qui a pour résultat toutes les terminaisons possibles, la suppuration, l'inflammation chronique, la dégénération des tissus connue sous le nom de *tumeurs blanches.* Dans le rhumatisme, il y a souvent usure des cartilages, puis usure et éburnation des os dépouillés, végétations osseuses, déformation des surfaces articulaires, mais jamais la plus légère teinte d'urate.

« La goutte n'est pas une inflammation proprement dite, elle n'est jamais suivie de suppuration, de tumeurs blanches; c'est une fluxion à la fois sanguine et sécrétoire sur les articulations, une élaboration d'une cause morbide inconnue, qui se manifeste par la formation de l'urate de soude et du phosphate de chaux. »

Les recherches de MM. Piorry, Andral et Gavarret, Becquerel et Rodier, Robin et Verdeil, ont prouvé que, dans le rhumatisme, le sang contient un excès de fibrine ; tandis que MM. Garrod, Lehmann, Gairdner, ont constaté que, dans la goutte, c'est l'acide urique, combiné le plus souvent à la soude, qui se trouve en plus grande proportion dans le sang.

Avant l'analyse chimique, à l'inspection simple de la saignée faite sur les rhumatisants, on remarquait, dans la palette, un caillot petit et dur, fortement rétracté en cupule par une couenne épaisse qui le surmonte ; tandis que le sang d'un goutteux peut offrir un caillot volumineux, mou, et recouvert d'une couenne très-mince.

La symptomatologie offre aussi des différences très-tranchées. M. le Dr Guérard, qui a le malheur d'être sujet et à la goutte et au rhumatisme, m'a dit avoir constaté bien souvent sur lui-même que les prodromes, les douleurs, et les divers phénomènes de ces deux affections, n'avaient presque aucune ressemblance, et le savant médecin de l'Hôtel-Dieu connaît parfaitement quand il ne s'est pas assez bien garanti du froid et de l'humidité, ou qu'il a trop négligé l'exercice musculaire pour la société de ses livres; et puis s'il doit se préoccuper surtout des applicata et des circumfusa, ou veiller plus particulièrement à ses gesta et à ses ingesta. Scudamore rapporte qu'un de ses malades, qui avait eu des rhumatismes avant de devenir goutteux, lui avait assuré que les douleurs qu'il avait éprouvées dans l'une et dans l'autre maladie étaient tout à fait différentes. Guilbert dit (*loc. cit.*, p. 174) : « Dans la goutte articulaire et quelquefois même dans la goutte interne, la douleur existe sous forme d'un point, d'un aiguillon plus ou moins vivement enfoncé ; tandis que dans le rhumatisme, la douleur est étendue, large, pour ainsi dire, et embrasse toute la partie affectée. » C'est ce qu'on observe très-souvent, il est vrai, mais point généralement ; en sorte que ce moyen de diagnostic, préférable à d'autres, n'est pas irréprochable. Il ne faut donc pas considérer un seul moyen de distinction ; mais tâcher d'en observer plusieurs dans leur ensemble, en ayant égard aux causes, aux symptômes, et au traitement.

Dans le rhumatisme.	*Dans la goutte.*
1° Le rhumatisme est surtout causé par le froid et l'humidité.	1° Dans la goutte, le froid et l'humidité n'ont qu'une action excitante.
2° Il survient après un exercice exagéré, chez des enfants, chez des adultes ;	2° Elle atteint surtout les hommes mûrs et les vieillards qui ne font pas assez d'exercice musculaire ;
3° Autant et plus chez des gens qui se nourrissent mal que chez ceux dont la nourriture est bonne et bien réglée ; chez des pauvres surtout, mais chez des riches aussi.	3° Des riches qui mangent trop, ou bien des ouvriers fortement musclés qui excercent une profession trop sédentaire ; ou des personnes qui, après avoir eu une vie très-active, cessent tout à coup de travailler, tout en se nourrissant aussi copieusement qu'auparavant ou d'une façon plus succulente.
4° L'hérédité ne paraît pas exercer d'action très-manifeste.	4° Elle est très-souvent héréditaire.
1° L'excitation vasculaire est considérable, le pouls est en même temps plein et accéléré.	1° L'accélération circulatoire est ordinairement bien moindre.

Dans le rhumatisme.

2° La fièvre est continue, la douleur constante ou à exacerbations irrégulières.

3° Il attaque particulièrement les grandes articulations et plusieurs à la fois.

4° Il peut se borner à une seule attaque qui ne se reproduit plus.

5° Les veines de la partie affectée ne sont pas dilatées, la rougeur et la chaleur n'y sont pas très-vives.

6° Il n'y a pas de sueur locale à la fin de l'attaque, ni desquamation de l'épiderme, ni démangeaison.

7° L'urine reprend sa couleur normale aussitôt que les douleurs cessent.

8° Il s'accompagne fort souvent de phénomènes morbides du côté du cœur, très-souvent d'endopéricardite.

9° Les luxations survenues dans les articulations sont réductibles, mais elles se reproduisent presque aussitôt.

10° Les déformations de l'état chronique sont obrondes et régulières.

Dans la goutte.

2° La fièvre et la douleur diminuent régulièrement dans la journée, pour augmenter de nouveau le soir et durer jusqu'au matin.

3° Elle prend plutôt les petites articulations et très-souvent l'une après l'autre.

4° Une fois déclarées, ces attaques se reproduisent souvent.

5° Les articulations prises sont entourées de veines développées et volumineuses ; la peau y est rouge, écarlate, luisante, et la chaleur y est très-vive.

6° A la fin de l'attaque, il y a une sueur locale qui peut être d'une odeur *sui generis,* et renfermer des sels qui, en se desséchant, recouvrent la partie d'un enduit calcaire. Fort souvent il y a une desquamation de l'épiderme avec démangeaison légère ordinairement, mais quelquefois très-vive.

7° L'urine, qui, longtemps avant l'attaque, était rare, épaisse, colorée, devient tout à coup, au moment de l'accès, claire, assez abondante, pour redevenir rouge et très-chargée à la fin des douleurs.

8° C'est le foie qui est le plus ordinairement affecté dans son volume, sa forme et ses fonctions.

9° Les luxations produites par les dépôts tophacés sont irréductibles.

10° Les déformations qu'elle entraîne dans l'état chronique sont inégales, bosselées, irrégulières.

Dans le rhumatisme.	*Dans la goutte.*

1° Le plus souvent les saignées sont utiles.	1° Les émissions sanguines sont souvent nuisibles.
2° Le repos et la chaleur sont indispensables.	2° La chaleur utile aux goutteux, c'est celle qu'ils se procurent par l'exercice.
3° Les alcalins ne servent pas à grand' chose.	3° Les alcalins sagement administrés sont toujours utiles aux gens qui sont sous l'influence de la diathèse urique.
4° L'admistration du quinquina calmerait plus facilement les douleurs des rhumatisants que celles des goutteux.	4° Les préparations de colchique seraient plus favorables aux goutteux qu'aux rhumatisants.

Il est enfin des signes qui sont particuliers au diagnostic de la goutte, et que l'on doit connaître : 1° la présence de l'acide urique à l'état cristallin dans l'urine, 2° la gravelle urique, 3° l'augmentation de la quantité d'acide urique dans l'urine et s'y déposant à l'état de sédiments rougeâtres.

1° Quand l'urine contient de l'acide urique à l'état cristallin, on voit, au moment où elle se refroidit et quelquefois même avant son refroidissement, de petites paillettes, à la surface du liquide, tombées au fond du vase ou adhérentes à ses parois. Elles sont visibles à l'œil nu ou à la loupe; mais, pour étudier leur forme, il faut nécessairement se servir du microscope. A un grossissement de 50 à 300 diamètres, on voit qu'elles sont losangiques, isolées, ou diversement groupées en étoile, en rosace, etc. Leurs angles sont obtus et souvent mousses, ce qui leur donne une forme voisine de l'ovale. Leur couleur est jaunâtre. Ces cristaux sont fort peu solubles dans l'eau, insolubles dans l'acide chlorhydrique, et solubles dans l'acide azotique concentré, qui leur donne une belle couleur rouge.

2° La gravelle urique se distinguera des autres graviers de phosphate de chaux et de phosphate ammoniaco-magnésien, en ce que ceux-ci ne sont pas rouges comme les graviers d'acide urique, et

puis parce que l'urine qui contient les phosphates est ordinairement alcaline, ce qui est le contraire pour celle qui contient la gravelle urique ; et aussi parce que l'acide chlorhydrique étendu, qui
ne peut dissoudre les urates, dissout au contraire rapidement ces
phosphates.

Pour les graviers formés par l'oxalate de chaux , ils sont, comme
les graviers d'acide urique, insolubles dans l'acide chlorhydrique et
solubles dans l'acide azotique, mais leur solution évaporée ne donne
pas comme celle-ci un résidu sec, de couleur rouge.

Tous ces graviers sont plus rares que ceux d'acide urique; ceux
formés par l'acide cystique sont encore plus rares, et ils sont
facilement reconnaissables à leur transparence et à leur couleur
jaune citrine.

3° L'augmentation de la quantité d'acide urique dans l'urine se
reconnaît : 1° à une densité plus grande de ce liquide, qui, de
1,018°, chiffre normal, peut s'élever à 1,030° et plus de l'aréo-
mètre ; 2° à une teinte plus foncée, provenant d'une plus grande
proportion des matières colorantes ; 3° à une acidité plus prononcée, rougissant plus rapidement, et d'une façon plus intense,
le papier bleu ou la teinture de tournesol ; 4° à la formation d'un
précipité sédimenteux, rougeâtre et amorphe, que MM. Becquerel
et Rodier considèrent comme une combinaison d'acide urique et
d'une matière animale, et MM. Robin et Verdeil comme formé par de
l'urate d'ammoniaque.

PRONOSTIC.

> Qui recte calculum hac in re posuerit, pro certo invene-
> rit quod tametsi arthritide regulari, quam anomala, plures
> ægrotant ; tamen anomala quam regulari longe plures
> occumbant : imo quidem regularem raro, nisi prius de-
> generantem, in anomalam occidere ; ita vero creberrime.
>
> (G. Musgrave, *de Arthritide anomala sive in-
> terna,* c. 19.)

De même qu'aussitôt que dans une dissolution chimique un cristal s'est solidifié, il sert de noyau sur lequel il vient continuellement s'en agréger d'autres, de même, une fois qu'une attaque de goutte s'est produite, on peut être certain que, si on persiste dans le même genre de vie qui a amené cet accès, toutes les drogues du monde n'empêcheront pas que de nouvelles attaques ne surviennent. Ainsi à ceux qui voudraient ne faire aucune attention à une douleur légère, qui disparaît souvent si facilement à une première attaque, il faut répéter cet adage si connu : « Quand vous avez la goutte, vous êtes à plaindre ; si vous ne l'avez pas, vous avez à craindre. » Car, autant la goutte podagra fait souvent et longtemps horriblement souffrir, autant la goutte abarticulaire, viscérale, peut tuer très-rapidement ; et, comme nous ne savons pas pourquoi l'augmentation de fibrine produite dans le sang par un brusque refroidissement amène chez l'un un insignifiant coryza, chez l'autre un rhumatisme général très-douloureux ou une pleuropneumonite mortelle, de même nous ignorons pourquoi l'acide urique en excès dans le sang peut aller se loger indifféremment dans la bourse muqueuse du coude de celui-ci, ou aller chez celui-là envahir le tissu d'une artériole du cerveau, la désorganiser en s'y infiltrant, de telle sorte que ce tissu crétacé, venant à se rompre sous l'influence de la moindre émotion qui accélère la circulation cérébrale, peut provoquer une hémorrhagie et amener promptement la mort d'un individu, à moins que cela ne le rende paralytique ou idiot pour le restant de ses misérables jours.

Le pronostic de l'hyperoxurêmie est donc fort grave, tant à cause des douleurs affreuses que cette anomêmie peut produire, et par les déformations qu'elle amène dans les jointures, qu'à cause des graves accidents que peut entraîner une détermination fluxionnaire de ce sang ainsi altéré sur des organes importants.

La goutte n'est pas incurable, comme on l'a dit fort longtemps ; mais elle n'est pas non plus un brevet de longue vie, comme d'autres le prétendent, si ce n'est pour ceux qui en prennent assez tôt occasion de se soumettre et s'habituer à un genre de vie conforme aux prescriptions de l'hygiène. C'est sans doute à cause de cela que Scudamore prend pour épigraphe de son important traité ces vers d'Ovide :

> Principiis obsta, sero medicina paratur,
> Cum mala per longas invaluere moras.

En effet, plus on attend, plus la curation est difficile. Hippocrate et plusieurs autres médecins, même parmi les modernes, l'ont considérée comme complétement incurable quand un fois elle est arrivée à l'état tophacé ; ce qu'il faut avant tout empêcher, en se soumettant aux faciles prescriptions que nous allons énumérer, et qui sont d'une efficacité certaine et éprouvée.

THÉRAPEUTIQUE.

Une opinion généralement répandue, c'est que la médecine est presque impuissante contre la goutte...
Je pose en fait que de toutes les maladies chroniques, aucune ne se prête aussi bien que la goutte à un traitement actif.

(W. Gairdner , *All. med. central zeitung,*
mars 1858.)

A part les empoisonnements, les affections miasmatiques, virulentes ou parasitaires, il n'existe pas, comme on l'a longtemps cru, des maladies individuelles et identiques, auxquelles il faut opposer comme antidote tel ou tel médicament spécifique ; mais bien des altérations organiques, des dérangements fonctionnels, des états organopathiques différents dans chaque individu, et variant aussi, à chaque instant, chez le même malade, que l'on doit chercher à soulager et à guérir au moyen d'un ensemble d'habitudes hygiéniques et d'agents pharmaceutiques appropriés tant aux causes morbides qu'aux divers changements qu'éprouvent les organes souffrants. D'où il suit que ce n'est qu'après un examen aussi exact, aussi complet et aussi fréquent que possible, de chaque malade en particulier, non-seulement de tout son organisme, de ses fonctions, mais encore de leurs produits et de leurs résidus, que l'on est en droit d'espérer de pouvoir instituer une médication sérieuse et rationnelle, en basant les divers moyens de traitement sur les indications qui résultent de cette attentive étude.

C'est parce que fort souvent on n'a ni pensé ni agi ainsi qu'on a pu dire, comme le faisaient dernièrement, dans leurs leçons, MM. Natalis Guillot et Becquerel, que la goutte a été une cause d'opprobre pour les médecins, et qu'ils ont fait de son traitement un vrai chaos.

M. Piorry avait déjà écrit avec raison, à la page 494, tome III, de sa *Pathologie iatrique* : «Rien n'est plus propre à déconsidérer la médecine que l'énumération des moyens que l'on a, dans tous les temps, proposés contre la goutte. » Et ne croirait-on pas que Lucien venait de lire quelque chose d'analogue à la 4ᵉ page de nos journaux, quand il mit dans la bouche de la Podagre, qu'il avait déifiée, les paroles suivantes : «De tout temps, les hommes ont travaillé à se dérober aux traits de ma colère; encore aujourd'hui, ils n'oublient rien pour cela, il n'est sorte de moyens qu'ils ne mettent en usage. Les uns se servent de feuilles de plantain, de laitue, de pourpier sauvage; les autres, de marrube; d'autres, d'orties; d'autres, de grande consoude. Ils emploient la lentille d'eau, les panais, les feuilles de pêcher, le pavot, la jusquiame, les écorces de grenadiers, l'herbe aux puces, la racine d'hellébore, les feuilles de chou, le fenugrec, la noix de cyprès, la farine d'orge, celle de fève. Ils ont recours aux os, aux nerfs, à la peau, à la graisse, au sang, à la moelle, au lait, et même aux excréments des animaux. Quel métal, quel suc d'herbe, quelle gomme, quelle résine, ne mettent-ils pas en usage? Les uns prennent des médicaments au nombre de quatre; les autres, au nombre de huit; la plupart, au nombre de sept. Les uns se purgent avec l'hiera-picra, les autres cherchent un remède dans le nid d'hirondelles; d'autres ont recours aux enchantements, et se laissent tromper par des imposteurs. » Si le poëte grec écrivait aujourd'hui il pourrait encore allonger de beaucoup cette énumération, non-seulement en lisant la 4ᵉ page des journaux politiques, mais même les recueils scientifiques les plus sérieux, qui enregistrent plusieurs recettes chaque année; mais il faut le dire, ce sont très-souvent de fort anciens moyens, qu'on renouvelle tout simplement en les faisant passer pour nouveaux : *Multa renascentur quæ jam cecidere.*

Espérant avoir démontré que l'ensemble symptomatique, désigné par le mot goutte, dépend d'une idiosyncrasie qui amène une diathèse, laquelle, si l'on ne s'y oppose, finit par entraîner l'état cachectique des articulations ou une fluxion sur les viscères, il me

paraît évident que pour traiter rationnellement cette maladie, il
faut : 1° modifier par le régime et les habitudes la conformation organique qui y prédispose; 2° calmer d'abord les douleurs, diminuer et arrêter l'altération du sang qui produit les attaques ; puis,
en agissant sur les divers appareils excréteurs, tâcher de faire dissoudre et éliminer les concrétions, s'il s'en est formé, tout en se
préparant constamment à empêcher une détermination fluxionnaire
qui pourrait se faire sur un organe de première importance, et être
rapidement funeste.

La prophylaxie hygiénique peut, à elle seule, remplir la première
indication; les autres exigent de plus l'emploi d'agents médicamenteux pour favoriser ou faciliter l'action des habitudes diététiques et
somascétiques. Enfin des moyens énergiques de révulsion sur les
membres devront être toujours à la disposition du malade, pour
qu'il puisse obvier à la dernière et terrible menace, et cela sans at-
tendre l'arrivée du médecin, s'il tardait trop à venir.

La physiologie est venue nous expliquer l'efficacité de l'exercice
et de la sobriété après que la pratique en avait déjà démontré les
bons effets pour les goutteux. Cette dernière nous enseigne que ces
moyens hygiéniques doivent être employés d'une façon graduellement progressive et permanente, et pourquoi ces habitudes, dans
leur action modérée, régulière et continue, sont utiles et indispensables, tandis que ces mêmes moyens sont presque toujours très-
préjudiciables quand on en use brusquement, sans méthode, et
d'une manière intermittente. L'empirisme avait trouvé des substances
pharmaceutiques dont l'effet palliatif est certain ; mais, autant leur
efficacité pour calmer momentanément les douleurs est incontestable, autant leur action sur l'organisme devient pernicieuse si elles
sont mal administrées, ou si on s'en sert mal à propos, ou si même
on en use pendant trop longtemps.

Leur emploi doit être essentiellement transitoire, et le médecin
seul peut en bien régler l'administration et en surveiller les effets,

afin de s'en servir seulement pour faciliter l'action des moyens vraiment préservatifs et curatifs, l'exercice musculaire et la nourriture appropriée.

Il est aussi des agents chimiques qui peuvent modifier directement le sang en allant atteindre, dans le torrent circulatoire, les résidus incomplétement oxydés. Ces agents, appliqués localement à la périphérie du corps, peuvent y dissoudre sur place ces résidus quand ils s'y sont cristallisés ou solidifiés, ce qui peut ensuite en permettre l'élimination par les excrétions. L'empirisme avait également découvert ces agents médicamenteux ; mais la théorie, en expliquant leur action, a permis seule de la diriger d'une façon intelligente ; afin d'en retirer une grande utilité pour le malade, elle a enseigné aussi qu'il faut s'arrêter et en suspendre l'usage aussitôt que ces composés chimiques pourraient devenir nuisibles en modifiant trop profondément la composition du sang, ce que l'on peut savoir par un examen attentif des urines.

Quant aux moyens de s'opposer à la détermination fluxionnaire sur les viscères, on peut y arriver par des révulsifs rubéfiants et épispastiques de plus en plus énergiques, continués aussi longtemps que leur application est nécessaire pour appeler sur les extrémités inférieures surtout, et aussi sur les mains et les avant-bras, si cela est indispensable, le sang qui se portait sur les organes internes.

Il suffit que le régime du malade ne soit pas par trop en dehors d'une vie sobre, active et morale, et il faut savoir que ce serait une bien profonde erreur que de croire trouver dans la matière médicale seule la guérison de ce mal. Mais, ainsi que le disent MM. Trousseau et Pidoux dans leur *Traité de thérapeutique*, t. I, p. 97, « c'est une vérité trop méconnue ou trop dédaignée des médecins, qui croiraient n'avoir pas bien guéri et se trouveraient indignes de leur titre, s'ils avaient guéri sans le secours de la pharmacie. Vérité méprisée par les malades, qui ne font aucun cas de leur médecin quand il a assez de conscience pour ne pas les bourrer de drogues, et qui jugent qu'on ne voit rien à leurs maux, qu'on est inactif, ou qu'on désespère d'une guérison, quand on cherche exclusivement ces moyens curatifs dans les ressources de l'hygiène. »

D'un autre côté, il faut bien aussi l'avouer, on a voulu très-souvent soumettre'les malheureux goutteux à un régime trop dur et trop sévère, et on n'a plus rien obtenu d'eux, parce qu'on leur en a d'abord demandé trop.

En général, on n'a pas assez insisté sur la nécessité d'un travail musculaire et on a trop compté sur la diète; le principal ne consiste pas cependant à absorber très-peu, mais surtout à utiliser ce qu'on absorbe. Un goutteux disait à Réveillé-Parise : « Docteur, malgré et en dépit de mes 40,000 livres de rente, ma sobriété est des plus sévères; je ne bois que de l'eau, je mange des légumes sans sel, une jolie femme me fait peur, je pourrais donner des leçons d'abstinence au pythagoricien le plus fanatique, et néanmoins les pointes aiguës de la goutte se font sentir de temps en temps » (*Bulletin de thérap., loc. cit.*). Il est à remarquer que le goutteux de Réveillé-Parise ne parle pas des travaux corporels et des exercices musculaires auxquels il devait se livrer, et sans eux tout est absolument inutile. Ce serait se tromper grandement que de croire aussi que quelques amusements pris de temps à autre, comme la danse, le billard, la promenade dans un jardin, ou même de violents exercices brusquement entrepris et aussi brusquement interrompus, comme de grandes parties de chasse, puissent suffire. Pour certaines organisations, il leur est nécessaire de faire chaque jour un vrai travail corporel fatigant. Après avoir choisi celui qui leur est le plus commode dans la position où ils se trouvent, les goutteux, s'ils veulent vraiment s'en faire un moyen de guérison et de préservation, doivent s'y livrer franchement tous les jours, à deux reprises au moins, le matin et le soir, en faisant de longs, grands et énergiques mouvements musculaires. Puis, d'après Guilbert, « ne craindre jamais qu'une chose, à savoir : de n'en pas faire assez » (*loc. cit.*, p. 258); car souvent, ainsi que le remarque également Scudamore (*loc. cit.*, t. I, p. 96), « dans quelques constitutions très-disposées à la pléthore et à la corpulence,

un genre de vie modéré et des exercices actifs ne semblent pas suffire pour combattre la tendance à cette maladie. » Pour ceux-là, il
leur faut écouter Cadogan, qui leur dit : « Remedium in motu quære,
« sudando. »

M. Gavarret, à la page 379 de son livre *sur la chaleur,* fait remarquer que les animaux sauvages, qui se meuvent librement, ont
une chair dépourvue de graisse, et qu'au contraire nous engrais-
sons nos animaux domestiques en les tenant au repos. Il cite l'expérience que Liebig a faite sur les chevaux, et par laquelle il a
montré que quand ils travaillent ils rendent par l'urine de l'acide
hippurique à 18 équivalents de carbone, tandis que pendant qu'ils
sont au repos cette urine ne contient que de l'acide benzoïque à 14
équivalents du même corps simple. Cela confirme l'expérience que
Lehmann avait faite sur l'homme, et qui lui avait fait voir que dans
les mêmes circonstances c'est l'urée qui remplace la diminution de
l'acide urique ; c'est-à-dire que c'est toujours un résidu plus oxygéné
que le travail fait excréter.

On y voit également pourquoi il ne faut pas pousser cet exercice
jusqu'au harassement. Prout a démontré expérimentalement que, si
un léger exercice augmente la proportion d'acide carbonique expiré,
la lassitude qu'éprouvent les gens exténués par de trop violents efforts la diminue très-notablement.

Plusieurs goutteux, loin d'avoir été des paresseux ou des viveurs,
sont au contraire des gens qui, après une vie très-active, très-mou-
vementée, très-laborieuse, parvenus par leur propre travail à une
honnête aisance, et satisfaits de la position qu'ils se sont faite par
leur énergie et leur bonne conduite, quittent brusquement les
affaires ou leurs fonctions pour prendre leur retraite, espérant ter-
miner leurs jours tranquillement. Cependant cette activité, tous ces
mouvements qui leur ont procuré la fortune dont ils jouissent,
étaient devenus indispensables au maintien de leur bien-être corporel. Ils se croient en bonne santé, mais ils prennent du ventre,
et après cette ampliation de l'abdomen, l'état pléthorique arrive, et

avec lui la goutte sous ses diverses apparences. Alors ils peuvent être bien certains que tant qu'ils n'auront pas fait disparaître de nouveau cette corpulence, cette plénitude, cette proéminence du ventre qui fait qu'ils sont de suite essoufflés, après le moindre mouvement qu'ils accomplissaient avant avec tant de facilité, la goutte ne les quittera pas ; et on a remarqué que la forme apoplectique de cette maladie, ou bien celles qui sont le plus rapidement mortelles, étaient précisément celles qui frappaient les gens obèses qui avaient été avant les plus actifs, les plus énergiques, dans les travaux du corps. Avant tout, s'ils veulent se mettre à l'abri de cette menace, ils doivent d'abord faire disparaître ce gros ventre en se remettant à un exercice musculaire de leur choix, mais de plus en plus fort et long, et aussi graduellement que régulièrement accompli chaque jour ; puis encore il leur faut réduire peu à peu la ration alimentaire à laquelle ils s'étaient habitués pendant qu'ils faisaient de grands mouvements journaliers, et qu'ils pouvaient ainsi la dépenser entièrement sans qu'elle fît augmenter le poids habituel de leur corps. Or on a remarqué que chaque attaque de goutte est presque toujours précédée par une augmentation de ce poids. Ils obtiendront plus rapidement un retour à la santé, s'ils ont le soin avec cela de se faire frotter ou de se frictionner fortement eux-mêmes tout le corps au sortir du lit, le matin, puis après leur exercice, et le soir avant de se coucher.

Il est une règle très-utile à tous et que les goutteux surtout ne doivent pas négliger, c'est de ne jamais laisser passer une journée sans aller au moins une fois naturellement à la selle. Pour cela ils devront prendre l'habitude de se présenter tous les jours, très-régulièrement et *à heure fixe*, à la garde-robe, le matin, le soir, ou mieux après le principal repas.

Personne ne peut sans inconvénient résister longtemps au besoin d'uriner ; mais les goutteux, comme tous ceux dont les urines peuvent contenir des composés peu solubles, doivent vider souvent et entièrement leur vessie, afin de ne pas s'exposer aux calculs.

PROPHYLAXIE.

On pourrait citer une foule d'exemples pour prouver que la prédisposition à la goutte a été efficacement combattue en prenant à temps de bons avis,
et en adoptant un genre de vie convenable et des
habitudes réglées.

(Scudamore, *loc. cit.*, t. II, p. 209.)

En parlant des causes de la goutte, j'ai fait remarquer qu'il est des
professions qui à elles seules paraissent préserver de cette maladie,
puisqu'on n'a jamais trouvé de goutteux parmi les gens qui les exer-
cent. Si chacun était libre de choisir toujours son métier, rien ne serait
donc plus facile que d'éviter cette affection ; mais, pour la plupart
de ceux que ce mal tourmente, ils sont arrivés à un âge où ils n'ont
plus de détermination à prendre là-dessus. Il faut cependant qu'ils
le sachent bien , il leur reste toujours la précieuse ressource de rapprocher de plus en plus leur genre de vie de celui qu'ont adopté
ceux que la goutte ne peut pas attaquer. Ils ont la facilité, dans quelque situation qu'ils se trouvent, s'ils sentent toute l'importance que
cela a pour eux, et s'ils le veulent bien, de se créer des occasions
pour se livrer journellement , chacun selon son âge et sa constitution, à des mouvements plus ou moins fatigants, à des exercices
musculaires énergiques, et pour certains à des travaux dits de force.
L'un peut habiter fort loin du lieu de son occupation sédentaire,
celui-ci frotter tous les jours le parquet de son appartement, un
autre peut piocher un jardin, celui-là scier du bois à brûler, tirer la
corde d'un puits pour monter de l'eau, etc. etc. Enfin, en exerçant
vigoureusement chaque jour leurs membres supérieurs et inférieurs,
suffisamment pour en éprouver une fatigue qui, sans jamais être
excessive, soit peu à peu, mais de plus en plus grande. Ils peuvent

aussi restreindre et régler leur ration alimentaire, afin de propor-
tionner la quantité et la qualité de leur nourriture et de leur boisson
à la dépense que leur organisme peut en faire, et maintenir dans
un bon état les excrétions rénales, cutanées, pulmonaires et intesti-
nales.

Qu'ils soient fortunés ou privés d'aisance, les fils, neveux directs
ou petits-fils de goutteux, ne devraient jamais embrasser de professions sédentaires ; c'est pour eux surtout qu'il a été dit : « Sanitatis
« excercitatio est, citra saturitatem vesci, artuum labores non refu-
« gere. » Il faut absolument qu'ils ne se laissent jamais appesantir par
la nourriture, et qu'ils prennent l'habitude de faire tous les jours
beaucoup d'exercice musculaire. S'ils se conforment à ces deux
prescriptions, la goutte n'est pas plus à craindre alors pour eux que
pour d'autres ; tandis que s'ils font grande chère et s'ils vivent dans
l'indolence, inévitablement l'une ou l'autre des formes des affections
goutteuses viendra les atteindre, et la podagre n'en est pas, comme
on le croit, la seule ni la plus terrible manifestation.

L'exercice rationnel et actif des facultés de l'esprit doit être recommandé avec celui du corps. Rien de ce qui peut contribuer à la
vigueur de tout l'individu ne doit être négligé. La seule règle à cet
égard est encore d'éviter les excès. Le travail de la pensée trop longtemps prolongé, s'il oblige à l'inertie musculaire, est pernicieux à
ceux qui sont prédisposés à la goutte ; mais la culture modérée de
la littérature, des sciences et des beaux-arts, tout en élevant leur
esprit, est aussi utile au corps, car elle est le meilleur préservatif
des passions bestiales, et la plus sûre consolation des peines dont
chacun a ici son lot ; passions et chagrins qui sont souvent un des
aliments de la goutte.

Plutarque, dans ses *OEuvres morales*, au chapitre *des Règles et
préceptes de santé*, à la page 301, G., édit. in-folio, traduct. d'Amyot,
s'exprime ainsi : « Parquoi Platon nous admonestoit sagement de
ne remuer et n'exercer point le corps sans l'ame, ny l'ame sans le
corps, ains les conduire également tous deux, comme une couple de

cheuaux attelez à un mesme timon ensemble, attendu que le corps
besogne et trauaille quant et l'ame : au moyen de quoy, il faut auoir
un très-grand soin et lui rendre le traictement qui lui appartient, à
fin de lui entretenir la belle, bonne et desirable santé, sçachant que
le plus grand et le plus singulier bien qui en procede, c'est que l'vn
ne l'autre, à faute de bonne disposition, n'est empesché de cognoistre
la vertu et d'en user tant en lettres, comme es actions de la vie
humaine. »

Arétée avait déjà fait remarquer que le repos continu du corps
auquels 'abandonnent ceux qui font de longs travaux d'esprit leur
occasionne souvent la goutte, et la plupart des observateurs qui
l'ont suivi ont constaté le même fait. Aussi tous ceux qui, ayant à
redouter cette maladie, se trouvent astreints à ce genre de travaux,
doivent chaque jour entremêler à leurs méditations intellectuelles,
à leurs occupations artistiques, un ouvrage de vrai manœuvre.

Selon un ancien adage grec fort souvent répété, et qu'à la page 156
de son livre sur l'*éducation physique*, Lallemand attribue à Hippocrate,
sans que j'aie pu le trouver dans ses œuvres, et sans qu'à ma prière
M. Littré ni M. Daremberg aient pu l'y découvrir non plus, tandis
que M. Malgaigne croit aussi avoir lu dans le livre du père de la médecine : πόνου αλλοίωσις εἶδός εστιν ἀναπαύσεως ; c'est-à-dire : *le changement
de travail est une espèce de délassement.* « Dans cette sentence, dit
Lallemand, comme dans toutes celles qu'Hippocrate nous a laissées,
il a su étendre sa pensée de manière à lui donner toute la portée
dont elle est susceptible, car il faut entendre par πόνος toute espèce
de travail intellectuel, musculaire ou autre, qui s'opère dans une
partie de l'économie. »

D'après cet aphorisme, ce qu'il y a de vrai, de moral et de réellement religieux, dans les idées généreuses que notre époque vulgarise,
ne serait donc que la réalisation et la mise en pratique, par toute la
société, d'un très-antique enseignement, que la science moderne démontre être pour tous une condition indispensable de santé et de
bien-être. Le développement intégral et harmonique de chaque

homme exige bien qu'il fasse prédominer plutôt tel ou tel genre de travail, d'après les besoins de sa constitution individuelle; mais l'ensemble et la succession de ces divers exercices sont d'une nécessité absolue pour tous, afin d'acquérir et de conserver cette première condition de bonheur : *Mens sana in corpore sano.*

Le professeur Lallemand dit (*loc. cit.*), à la page 157 : « La diversion la plus utile qui puisse intervenir pour faire cesser toute la fatigue de tête est un exercice énergique qui dégage le cerveau, en produisant un rapide appel de sang dans le système musculaire..... Le temps qu'on accorde au corps est donc loin d'être perdu pour l'étude, et même il profite plus que s'il eût été donné sans interruption au même travail intellectuel. »

Or qui est-ce qui n'a pas éprouvé ce que le savant médecin explique? Cependant l'éducation nousomamergique est généralement négligée, et cette règle, bonne dans le jeune âge, devrait être aussi continuellement observée pendant toute la vie. Car quel est celui qui, après y avoir réfléchi, n'est pas arrivé à cette conviction, que la santé, c'est-à-dire l'équilibre et l'harmonie des fonctions, l'accroissement naturel et la conservation générale des forces, des organes et des facultés, le développement de la raison, l'augmentation de l'intelligence, le maintien des sentiments moraux et artistiques, l'élévation de l'esprit, le perfectionnement des sens, de la beauté des formes, de la précision et de la vigueur des mouvements, ne peut être obtenue et consolidée que par des occupations combinées, par des études et des exercices variés, et par des travaux et du corps et de l'âme !

L'habitude de se coucher de bonne heure et de se lever de grand matin a été conseillée par tous les auteurs. On sait du reste combien est peu réparateur le sommeil des gens qui veulent faire la nuit du jour et du jour la nuit, et aussi qu'après une certaine limite, sept ou huit heures au plus, le temps qu'on passe au lit, loin de fortifier, amollit. La règle de se coucher à dix heures et de se lever au moins à six est aussi commode qu'utile pour tout le monde, et surtout pour les goutteux.

Le régime mixte, c'est-à-dire en partie animal et en partie végétal, si naturel à l'homme, ainsi que le démontrent ses goûts ordinaires et la conformation de ses dents, est aussi celui qui convient aux gens prédisposés à la goutte, et même aux goutteux ; nous savons d'ailleurs aujourd'hui que les plantes contiennent tout à fait les mêmes principes alimentaires que les animaux.

Les goutteux devront cependant éviter une alimentation qui serait principalement composée de viandes, parce que, sous un même volume, la chair des animaux renfermant plus de substances albuminoïdes que n'en contiennent les végétaux, on peut plus facilement en consommer une trop grande quantité ; puis, les viandes étant composées de moins de matières réfractaires à la digestion, ce genre d'aliment fournit trop peu de résidu au bol fécal, qui n'est plus assez volumineux pour provoquer aussi souvent et aussi énergiquement qu'il le faudrait l'action péristaltique de l'intestin ; il peut en résulter un état habituel de constipation très-pernicieux aux goutteux, parce que, dans ce cas, les résidus azotés solubles du tube intestinal peuvent indéfiniment y être réabsorbés.

Les végétaux frais, les herbes, les légumes verts, les fruits rouges et aqueux, fournissant des malates, des citrates, etc. ; des acides végétaux qui, dans l'organisme, se convertissent en carbonates alcalins, lesquels tendent à rendre le sang et l'urine moins acides ; tandis, au contraire, que la transformation ultime des matières animales, étant surtout des phosphates, et parfois des urates, tend, au contraire, à les acidifier, ce qui est fâcheux pour les goutteux : d'après cela, on comprend l'utilité qu'il y a pour eux de consommer en plus grande proportion des matières végétales ; puis, ces matières laissant de copieux résidus réfractaires à la digestion, elles facilitent la défécation.

Pour tous ces motifs, le régime des gens qui ont à redouter la goutte devra donc être, en grande partie, composé de végétaux ;

mais il faut aussi qu'ils consomment de la viande, afin de conserver ou d'acquérir la vigueur musculaire qui permet le travail des membres. Une accumulation d'aliments végétaux, peu réparateurs, occasionnerait une trop grande distension de l'estomac et des intestins, et l'ampliation du ventre, refoulant les poumons, gênerait la respiration et serait nuisible à l'oxygénation régulière du sang.

Il est surtout fort important de ne manger, à chaque repas, que d'une seule espèce de viande ou de légumes, afin de ne pas être excité à dépasser les besoins de l'appétit naturel. Ambroise Paré disait (livre XXI, ch. 12) : « Les riches sont plus souuent tourmentés de goute que les pauures, parce qu'ils ne trauaillent pas, et qu'ils mangent beaucoup et de diuerses viandes en tous leurs repas, et boiuent d'autant et immodérément, et trop souuent jouent aux dames rabbattues. »

La théorie enseigne que les boissons fermentées deviennent des causes adjuvantes de la goutte, en raison de la proportion d'alcool qu'elles contiennent ; on devrait donc habituellement s'en abstenir, et quand on se porte bien, la bonne eau est la meilleure des boissons pour prévenir la goutte. Cependant, si l'eau-de-vie et les autres liqueurs fortement alcooliques doivent être toujours et très-sévèrement proscrites, il n'en est pas de même du vin, surtout chez ceux qui y étaient déjà habitués ; ls peuvent en prendre pendant leurs repas, afin de favoriser leur digestion, une quantité tous les jours de plus en plus petite et étendue dans une proportion de plus en plus grande d'eau.

Le vin blanc, étant généralement diurétique, n'est pas plus nuisible que le rouge. Sydenham ayant recommandé la bière, tous ceux qui l'ont copié avaient aussi conseillé cette boisson. Liger remarque fort judicieusement que les pays où il y a le plus de goutteux sont précisément ceux où l'on boit le plus souvent peu de vin et beaucoup de bière ; et, contrairement à tous les auteurs, il recommandait un peu de vin comme remède. Scudamore s'élève aussi contre la proscription absolue du vin, et il dit que trois verres par repas ne peuvent pas nuire. Je n'oserais pas être aussi large que lui

pour un goutteux saturé ; mais, pour quelqu'un qui ferait beaucoup
d'exercice, je ne crains pas que cette quantité lui fût funeste.

Quant aux boissons aromatiques, le thé, le café et le cacao, quoique certains auteurs de notre époque les considèrent comme nuisibles, je ne pense pas qu'une ou deux petites tasses par jour
puissent faire beaucoup de mal ; en cela, je suis de l'avis de
MM. Réveillé-Parise, Trousseau, Bouchardat et Patissier. Je m'en
suis toujours bien trouvé moi-même, et j'ai déjà montré par une
citation que Baglivi les prescrivait comme remède. A ce propos, le
médecin satirique Guy Patin disait plaisamment : « Le Mazarin prend
du thé pour se garantir de la goutte, ne voilà-t-il pas un puissant remède contre la goutte d'un favori ? » Et Réveillé-Parise dit : « J'ai vu
beaucoup de goutteux adopter le régime des mahométans, boire de
l'eau, et prendre assez largement du café et s'en bien trouver. »

Quand les épices sont prises avec modération et seulement afin
de favoriser la digestion des aliments lourds, elles ne sont pas nuisibles ; mais, quand les divers condiments ne servent qu'à provoquer un appétit factice, on comprend que leur abus soit pernicieux.
Mon ami le Dr Pierre Gratiolet, chef des travaux anatomiques au
Muséum d'histoire naturelle, qui, par son hérédité et aussi par lui-
même, se trouve dans notre confrérie, m'a dit s'être très-bien trouvé
d'un large usage du poivre dans ses repas, ce qui du reste avait été
déjà recommandé par les anciens.

L'habitude généralement adoptée de ne manger que deux fois
par jour, le matin et le soir, est également bonne pour les goutteux,
seulement leur principal repas doit être pris le matin ; et pour celui
du soir, qui doit être de beaucoup le moins copieux, il faut le
faire quatre heures au moins avant de se coucher, afin qu'à ce moment la digestion soit accomplie ou très-avancée. Plus d'une attaque
est arrivée chez des gens qui s'étaient couchés avec l'estomac encore
trop lesté.

Ceux qui ont à redouter l'arrivée ou le retour de la goutte
doivent se préserver des trop brusques changements de tempéra-

ture et de l'humidité en se couvrant et en se chaussant convenablement, suivant la saison; mais il est inutile, comme plusieurs le font, de s'enterrer sous des monceaux de laine; ils feront bien mieux d'accoutumer peu à peu leur corps à réagir facilement contre le froid, en s'habituant, au commencement de l'été, aux lotions froides, en s'enveloppant tous les matins, au sortir du lit, pendant quelques moments, dans un drap mouillé avec une eau de plus en plus froide. Cette simple et facile pratique est un admirable agent hygiénique dont le paysan Priesnitz, inventeur de l'hydrothérapie, a doté la médecine, et c'est ce qu'on peut faire en tous lieux aussi facilement qu'on le faisait à Graefenberg, et sans avoir besoin de recourir aux établissements spéciaux, ce qui est difficile et même impossible pour beaucoup de goutteux.

Quand quelques-uns des symptômes prodromiques que j'ai énumérés dans la symptomatologie me font craindre l'arrivée de la goutte, je supprime immédiatement les trois quarts de ma nourriture habituelle, je double la quantité de ma boisson aqueuse, et je quadruple au moins mon exercice ordinaire jusqu'à ce que j'aie vu disparaître les phénomènes précurseurs du mal dont je me sens menacé. Après je me remets aussitôt que possible au genre de vie que j'ai conseillé. C'est à ces simples précautions prises à temps que j'ai dû de me préserver de la goutte, comme je suis parvenu à le faire à plusieurs reprises depuis treize ans. Cependant je suis arrière petit-fils et doublement petit-fils de goutteux, l'étant et du côté de mon grand-père paternel et aussi de celui de ma grand'mère, sa femme, qui était fille d'un goutteux; je suis né alors que mon père avait depuis longtemps des tophus dans les articulations des doigts, et j'avais eu déjà moi-même deux attaques, dont la dernière fut très-grave, quand je me suis mis à adopter cette règle de conduite. Puisse mon exemple être un sujet de consolation et un motif d'espérance pour ceux qui se trouveraient dans un cas aussi fâcheux que l'était le mien, et les engager à suivre ce régime hygiénique qui me paraît à lui seul efficacement préservatif.

PHARMACEUTIQUE.

> Proprie tamen in podagricis et morbo articulari
> hæc exhibetur ex hermodactylis quo assidueutor...
> confestim minuit dolores.
>
> (Aetius, tetrab. iii, sermo iv, cap. 46.)

Quand, par ignorance, défaut d'attention ou funeste entraînement, on a trop longtemps négligé les précautions dont je viens de
parler, qu'une attaque de goutte s'est enfin produite, et que le médecin est appelé, que doit-il faire? Ainsi que je l'ai souvent répété,
il faut bien certainement qu'il cherche toujours à agir sur les principaux organes d'excrétion. Malheureusement, dans ce moment, les
moyens hygiéniques seuls ne sont plus suffisants; leur action est certaine, mais elle est trop lente. Le malade, dans la plupart des cas,
souffre horriblement, et d'abord il vous demande, par-dessus tout,
de le soulager.

Nous savons qu'il n'est pas vrai, comme on l'a souvent écrit,
d'après Sydenham, que la douleur soit le meilleur remède de cette
maladie. Le célèbre médecin qui a émis cette singulière opinion
a d'abord payé par trente ans de cruelles et presque continuelles
souffrances cette funeste erreur, et on a pu se demander si, à cause
de cette manière de voir, que sa grande autorité a longtemps imposée, le beau travail du praticien anglais n'a pas été plus nuisible
qu'utile à ses compagnons d'infortune.

Lucien, après avoir fait énumérer par la déesse Podagra les si
nombreux médicaments vainement dirigés contre elle par les goutteux, lui fait dire : « Tous ces gens-là sont des insensés qui ne font
qu'irriter ma colère, aussi je les traite sans miséricorde. Pour ceux
qui n'entreprennent rien contre moi, j'en use avec indulgence et
bonté à leur égard. » Le poëte grec et le médecin anglais ont encore

aujourd'hui, malheureusement, des disciples non-seulement dans le public, mais même parmi les médecins.

Depuis Aetius, et peut-être même avant lui, il existe dans la matière médicale une substance dont Lucien ne parle pas, et qui jouit de l'admirable propriété de calmer *instantanément*, comme le dit le médecin d'Amida, les douleurs des goutteux. Ce médicament, c'est l'*hermodactylos* des anciens, et, ainsi que M. Planchon l'a habilement démontré, le colchique panaché des modernes. Mais cette plante est-elle bien le remède radical, l'antidote de la goutte? Non certainement : d'abord parce qu'il ne peut pas y avoir de médicament spécifique contre des maladies causées par une erreur de régime; non encore, parce que, comme l'avaient observé les anciens tout aussi bien que les modernes, si les préparations de ce végétal diminuent les douleurs des goutteux, leur emploi continué finit par leur être nuisible, et paraît même produire, par un effet assez facile à expliquer, des attaques plus fréquentes et plus fortes, et il pourrrait même tuer, parce que, comme les autres médicaments très-actifs, c'est aussi un vrai poison.

Demetrius Pepagomenus appelle l'hermodacte *theriaca articulorum*. Quincy, dans la 11ᵉ édition de sa pharmacopée, qualifie cette plante de *anima articulorum*. Un de ses successeurs, le professeur Bouchardat, est loin de la traiter si favorablement; chaque fois que j'ai eu l'occasion de l'entendre parler, dans son cours, du colchique comme remède de la goutte, je lui ai toujours entendu répéter ces paroles fort peu rassurantes : « Cherchez autour de vous, Messieurs, ce que sont devenus les médecins goutteux qui, dans ces derniers temps, avaient vanté *les grandes doses* de colchique pour guérir leur mal, et vous vous apercevrez qu'ils sont déjà tous morts fort jeunes. » S'ensuit-il qu'il faille, ainsi que cela a été fait déjà, et pendant fort longtemps, abandonner entièrement ce puissant agent médicamenteux, parce que, tout en ayant des propriétés incontestablement utiles, il peut aussi, quand il est mal manié, avoir des effets très-nuisibles? Mais alors quel est celui de nos médicaments dits héroïques qu'il ne faudrait pas rejeter pour le même motif? Si, après avoir été soulagées rapidement, les attaques de goutte deviennent plus fréquentes et plus fortes chez ceux qui font usage du cholchique, c'est exactement pour la même raison, mais en sens inverse que les douleurs : plus elles sont grandes et longues, plus elles en préservent pendant longtemps. Dans le premier cas, les malades, instantanément soulagés, se croyant entièrement guéris de leur mal par ce remède seul, reviennent bien vite à leurs errements, et s'exposent de nouveau à la plupart des causes qui ramènent infailliblement les attaques ; tandis, au contraire, que ceux que la souffrance a longtemps persécutés ont, pendant un long intervalle, trop redouté la maladie pour avoir voulu ou pu s'y exposer aussi vite et avec autant d'abandon que ceux qui en ont bien moins souffert qu'eux.

MM. Trousseau et Pidoux (*loc. cit.*, t. I, p. 49) disent que « la perfection idéale de la pratique serait de pouvoir toujours susciter, à l'aide des agents de la matière médicale, les modifications physiologiques qui sont en rapport thérapeutique avec la maladie dont on entreprend le traitement. »

Afin d'employer utilement le colchique à pallier ce mal, sans faire courir aux goutteux les graves dangers signalés par les observateurs, il faut nécessairement que le médecin 1° ne laisse jamais l'administration de cette substance à l'arbitraire des malades, ainsi que le font les praticiens en prescrivant des arcanes, qui, sous le nom de pilules, sirops, vins, liqueurs de tel ou tel charlatan, contiennent une dose qu'on ne connaît pas de cette plante ; 2° qu'il se souvienne constamment que le colchique peut exercer sur les organes digestifs une action topique extrêmement irritante, et qui est inutile pour le soulagement des douleurs ; 3° et qu'il craigne aussi que, comme cela arrive par l'emploi de la digitale et des autres diurétiques très-puissants, l'action de cette substance ne s'accumule assez dans l'organisme pour y produire tout à coup, sur le système nerveux, une décharge funeste.

Dans le but d'éviter ces divers inconvénients, le médecin doit donc ne prescrire le colchique qu'étendu en lavage, et l'administrer alternativement par la bouche et par l'anus ; puis observer la règle de n'en jamais faire prendre que de deux jours l'un, et seulement pendant le temps où il existe des douleurs assez fortes pour empêcher entièrement la marche ou rendre les mouvements impossibles, à cause des trop grandes souffrances qu'ils occasionnent. De cette manière, on peut en obtenir l'effet antinévralgique, sudorifique et diurétique, sans s'exposer à produire ces ardeurs, ces crampes d'estomac, ces vomissements douloureux, ces superpurgations, ces selles pénibles, copieuses, liquides et sanguinolentes, signalés par les auteurs ; effets pernicieux que Want et plusieurs autres observateurs ont vu être inutiles et même nuisibles à l'apaisement des douleurs et au bon résultat de la médication.

Held estimait tellement l'efficacité du quinquina dans la goutte, qu'il s'exprimait ainsi : «Uno verbo cortex peruvianus in podagra «divinum est remedium.» De notre temps, MM. Briquet, Bouchardat, Becquerel, Gubler, ont vu que le quinquina avait une action et sur le symptôme douleur, et sur la sécrétion urinaire, confirmant ainsi ce qu'en avaient déjà dit Giannini, Tavarès, Small, et autres.

MM. Trousseau et Pidoux (*loc. cit.*, t. II, p. 365) disent : «On ne peut contester que, au début d'une attaque de goutte aiguë, le sulfate de quinine donné à forte dose ne conjure les douleurs et n'abrége l'accès au moins aussi sûrement que ces drogues pernicieuses connues sous la dénomination de *divers arcanes ;* mais il ne faut pas avoir longtemps vieilli dans la pratique pour comprendre, par de tristes exemples, avec quel soin il faut respecter les attaques de goutte aiguë. Combien de dangers courent ceux qui cherchent un soulagement rapide et toujours si cruellement acheté ! »

Je me permettrai d'ajouter que cela n'est vrai que pour les goutteux qui négligent de mettre de suite à profit l'amendement de leurs douleurs, pour faire de l'exercice au grand air et changer entièrement leur régime de vie, pour ceux qui croient se guérir au moyen du colchique ou du quinquina seuls, sans le régime et l'exercice.

Le jour où le malade n'est pas soumis au colchique, je lui prescris une préparation quinique également en lavage. On devra en suspendre l'administration, comme celle du colchique, dès que les mouvements musculaires seront redevenus possibles par la cessation des douleurs. On ne doit pas oublier que l'on ne peut employer impunément et efficacement l'un ou l'autre que dans ce seul but et à cette condition.

Ce sont là les deux médicaments dont il faut tout d'abord user pour commencer par soulager le malade ; mais, ainsi que le dit Van Swieten, *dolorem lenire, non est podagram curare.* Là ne doit donc pas se borner le traitement actif de l'attaque ; il ne faut pas négliger les autres indications, et on doit employer en même temps tous les moyens adjuvants dont la pratique et la théorie démontrent et enseignent l'efficacité.

Contrairement à ce qui fut longtemps la manière de voir de Sydenham, il faut vider l'intestin, et tant que, par la percussion plessimétrique, on constate la présence de matières fécales accumulées dans le canal alimentaire, il faut tâcher de les faire évacuer par des injections laxatives ou légèrement purgatives, si de simples lavements d'eau tiède ne suffisaient pas pour nettoyer assez complétement cet organe.

Scudamore dit s'être toujours bien trouvé d'avoir agi ainsi. Je ne pense pas qu'au milieu du paroxysme il soit, ni utile ni même prudent d'employer ces drastiques puissants, qui ne purgent qu'en irritant fortement l'intestin et en y produisant un état congestif ; je crois qu'il suffit, sans superpurgation, de tenir le ventre libre. Alors on peut constater la vérité de cet aphorisme adressé par Hoffmann aux jeunes médecins : «Mitiores semper dolores evadere in quocumque «etiam loco consistant, si prima regio, prius sordibus suis ante usum «aliorum medicamentorum, probe fuerit expurgata, quæ alias mi-

« grando in sanguinem, inque partes affectas penetrando, et dolores
« intentiores reddunt et graviora symptomata producunt» (t. IV,
part. II, sect. II, cap. 11).

Il faut tôujours bien savoir cependant que l'usage continué des
purgatifs, quels qu'ils soient, loin de remédier à la constipation habituelle, finit quelquefois par l'aggraver et la rendre invincible. C'est
seulement par des matériaux réfractaires à la digestion, introduits
journellement au moyen d'une nourriture végétale, que l'on peut
remédier à cet accident et d'une façon définitive.

Si le malade a des envies de vomir et des éructations acides, il ne
faut pas négliger cette indication. On doit favoriser ou provoquer le
vomissement en faisant boire de l'eau tiède et par l'introduction
d'une plume ou du doigt dans l'arrière-gorge. Quand ces simples
moyens ne réussissent pas, il faut recourir à un vomitif composé
avec l'ipécacuanha seul ou mélangé à l'émétique, mais seulement
n'employer ce moyen de traitement que quand il y en a une indication évidente et précise. Scudamore dit que dans ces cas, il a
toujours vu les douleurs diminuer rapidement, et une amélioration
évidente de tous les symptômes survenir aussitôt après cette éva-
cuation.

Quand il existe un état panhyperémique menaçant, il ne faut pas
craindre de recourir à la saignée pour faire cesser promptement
la pléthore; mais, en général, cette médication est pour le moins
inutile chez la plupart des goutteux. Quand on a assez de temps devant soi, au lieu d'ôter du sang, on arrive bien plus facilement près
du but que l'on désire atteindre en empêchant, par un régime approprié, qu'il ne s'en produise trop; mais il ne faut pas systémati-
quement repousser toujours et absolument les émissions sanguines,
ainsi qu'on l'avait fait aussi pour les autres évacuants. Ambroise
Paré, que je cite souvent, précisément parce que la plupart des auteurs sont allés chercher chez des étrangers moins anciens que lui
ce qui se trouvait déjà dans son article sur la goutte, s'exprime
ainsi : « Or aucuns disent qu'il ne faut purger ny saigner les gouteux
pendant leurs grandes douleurs; toutes fois il est aisé de prouuer le

contraire. Metrius, en son traité de la goutte, dit qu'il faut touiours vser de purgations pour uider et euacuer l'humeur superflue, et non-seulement en la declination, mais aussi en la force et uigueur de la maladie, ce que nous avons trouué, par expérience, estre grandement profitable. »

On doit surtout chercher à agir sur les modifications que le sang éprouve à la périphérie du corps, en passant dans les vaisseaux capillaires de la peau, où il se produit des transformations si importantes, ainsi que l'a démontré M. Fourcault en tuant très-rapidement un animal dont il avait tout bonnement enduit la peau d'un simple vernis imperméable.

Afin de donner plus d'activité et d'énergie aux diverses fonctions de la surface cutanée, pour accélérer et augmenter non-seulement les excrétions, mais aussi le développement de l'électricité, qui se font généralement si mal chez les goutteux, il est nécessaire de mettre le malade dans un grand bain, à température agréable, et dans lequel on aura fait dissoudre du carbonate de potasse. Au sortir de ce bain, où il devra rester un quart d'heure au moins et une heure au plus, le malade, rapidement essuyé au moyen de linges rudes et secs, chauds en hiver, sera ensuite placé nu entre deux draps ou deux couvertures de laine, suivant la température de la saison, afin que sans trop le découvrir, on puisse lui pratiquer, ou mieux qu'il se fasse lui-même, au moyen de sangles, de vigoureuses frictions sur toutes les parties du corps qui ne sont pas trop douloureuses. On fera bien de se servir pour cela d'étoffes grossières, de toiles turques, de gants ou de sangles de crin, de brosses en caoutchouc. Puis, comme, « ainsi que le dit Sydenham, « tout est entièrement inutile sans l'exercice », sitôt que le malade peut marcher, il faut l'engager à sortir pour aller aussi loin qu'il le pourra, et de façon à se fatiguer un peu, sans cependant s'exténuer. S'il ne peut pas absolument marcher, on le fait aller à cheval ; s'il ne pouvait pas se tenir en selle, il faudrait le mettre dans une voiture aussi découverte que possible. Je connais un malade qui, incapable de marcher d'abord ou d'aller à cheval, et ne pouvant, dans le village qu'il habite, se procurer une voiture, s'est toujours bien trouvé de se faire promener sur une simple charrette, assis et les pieds appuyés sur de nombreux sacs de paille. L'exercice au grand air est plus utile, on le comprend, que l'exercice dans un lieu confiné ; les goutteux, d'après Sydenham, sentiront bien vite la différence qu'il y a de s'exercer à la campagne ou à la ville. Il faut comprendre que la marche rapide est plus utile que la lente progression, la promenade à pied plus que l'exercice du cheval, l'équitation plus que la voiture, et ne pas oublier que ce qu'on cherche à obtenir ici, c'est de faire respirer beaucoup d'air, en produisant de longues, amples, et rapides inspirations.

Cependant, s'il est indispensable de commencer immédiatement à changer le genre de vie du malade, il faut, sous peine d'échouer et de produire même un plus grand mal, n'y arriver qu'en allant progressivement, surtout si le goutteux est déjà âgé ou affaibli par la maladie. Autant les mouvements musculaires, poussés journellement jusqu'à une légère fatigue, peuvent, quand ils sont gradués, être favorables ; autant le harassement causé par de violents efforts, succédant brusquement à une vie sédentaire et à une longue indolence musculaire, peut être rapidement funeste ; mais, une fois qu'il a été bien entendu qu'il ne faut rien précipiter ni exagérer, on doit commencer de suite les mouvements.

« Il est vrai, dit l'Hippocrate anglais, que la douleur que les malades ressentent dans les accès de goutte et la grande difficulté qu'ils ont à se remuer semblent devoir empêcher l'exercice, que j'ai recommandé par-dessus tous les autres moyens de guérison. Cependant il faut absolument l'entreprendre ; car, quoique dans le commencement il paraisse impossible au malade de souffrir, par exemple, qu'on le mette en carrosse, et encore moins qu'on l'y promène, il éprouvera bientôt que le mouvement du carrosse lui donnera moins de douleurs qu'il n'en ressentait quand il demeurait à la maison, assis sur un fauteuil.... Si la goutte est invétérée et le malade sujet à des défaillances, à des tranchées de ventre, à des diarrhées, et à d'autres pareils symptômes, il sera presque immanquablement emporté, à moins qu'il ne fasse de l'exercice au grand air. C'est ce qu'il est d'autant plus nécessaire de remarquer que la mort de quantité de goutteux a été causée par des symptômes qui leur sont survenus pour avoir gardé la chambre et surtout le lit. Or ces malades eussent vécu plus longtemps, s'ils avaient voulu s'assujettir à aller en carrosse une partie de la journée. »

Pour les malades qui en sont à leurs premières attaques, et qui n'ont ni la gravelle ni des tophus dans les articulations, il n'est pas nécessaire, comme on l'a fait, de leur surcharger l'estomac d'eaux minérales fortement alcalines; dans ces cas, elles sont plus nuisibles qu'utiles, elles masquent la production de l'acide urique sans l'arrêter, elles donnent aux malades une fausse sécurité, elles les affaiblissent inutilement, lorsqu'ils en boivent des quantités exagérées, et ainsi elles s'opposent à la dépense par l'exercice.

Si le goutteux près duquel on est appelé n'en est plus à ses premiers accès, et que la maladie soit déjà passée à l'état chronique; si les douleurs, étant relativement moins atroces, sont devenues presque continues, et que les articulations déformées contiennent des concrétions tophacées; si le goutteux est saturé, comme le dit M. Guillot, alors le bon résultat d'un traitement rationnel n'est pas aussi impossible à obtenir qu'on l'a répété; mais il exige les soins les plus assidus de la part du médecin, une énergique résolution et une grande constance de la part du malade. Boerhaave dit aphoristiquement : *hœreditaria et tophacœa curatu omnium difficillimœ;* cependant il ajoute qu'on ne doit pas désespérer d'atteindre toujours sinon une guérison complète, du moins une très-grande amélioration.

MM. Trousseau et Pidoux, que nous avons vu blâmer l'administration du quinquina pour faire avorter les accès des premières attaques, disent : « Mais si, dans la goutte aiguë et régulière, nous prescrivons le quinquina comme les autres médicaments vantés dans cette circonstance, il n'en est plus de même quand la goutte est devenue vague et viscérale, caractérisée alors par l'asthme, par les dyspepsies, par des troubles divers du côté de l'innervation, de la respiration, de la digestion, de la circulation. Alors il devient utile de donner de temps en temps le quinquina..... surtout quand, à la suite de la goutte anormale, le malade est tombé dans une cachexie profonde. » (*Loc. cit.*, t. II, p. 365.)

Doit-on, dans ces cas-ci, employer encore le colchique, dont souvent les malades ont déjà usé et même abusé? Oui ; mais, si cela est possible, avec une prudence encore plus grande que dans l'état aigu de la maladie. Serait-ce dans le but de faire dissoudre directement les concrétions articulaires, ainsi que l'a cru possible le Dr Kuhn, qui, à la page 25 d'une très-belle dissertation sur les colchicacées, soutenue en 1827 à la Faculté de Strasbourg, sous la présidence de M. Lobstein, rapporte avoir vu, dans le service d'hôpital de ce même professeur, l'administration du colchique obtenir la résolution des tophus arthritiques chez un goutteux? Il serait difficile de comprendre l'action chimique directe que pourrait avoir cette substance végétale sur des concrétions inorganiques, mais il est probable qu'elle a agi en permettant les mouvements; c'est donc également dans ce but qu'il faudra encore ici l'employer. Un professeur de la même Faculté, M. Forget, rendant compte, en 1854, dans le tome XLVII, p. 12, du *Bulletin de thérapeutique*, du résultat qu'il avait obtenu dans la goutte, au moyen d'une préparation de fleurs de colchique, que le si aimable et si zélé rédacteur en chef de ce journal avait rapporté de Genève, dit s'en être bien trouvé pour calmer les douleurs; mais que quant à son action sur les tophus, elle lui a paru nulle; ce qui lui fait avancer qu'aucune médication, dans ce cas, n'offre de chances favorables, et qu'il est vrai de dire aujourd'hui, comme au temps d'Ovide :

> Tollere nodosam nescit medicina podagram.

Si M. Forget veut entendre par là qu'il n'y a pas plus aujourd'hui qu'au temps où Ovide écrivait de remèdes spécifiques de la goutte, je suis entièrement de son avis ; mais je ne pense pas qu'il veuille nier l'action chimique de la médication alcaline, ni infirmer le dire de Sydenham à propos de l'utilité et de l'efficacité de l'exercice journalier pour arrêter et même détruire les concrétions tophacées. Or ce médecin, dont la véracité n'est pas contestée, s'exprime ainsi :

« Jam vero hoc malum ab exercitio quotidiano præcavetur, a quo
« oritur debita humorum podagram generantium qui unam aliquam
« partem libenter occupant, difflatio per omne corpus. Unde fit, uti
« *ipsemet expertus sum*, quod exercitatio longa et quotidiana, non
« tantum, non officit generationi tophorum sed etiam tophos veteres
« et induratos solvit. » (*Tractat. de podagra*, page 590.)

Le traitement local, presque inutile dans les premières attaques, qui ordinairement ne laissent pas de gonflement articulaire persistant, est indispensable quand la tuméfaction continue dans l'intervalle des attaques, afin de ramener promptement les parties dans un assez bon état pour qu'on puisse se livrer à l'exercice musculaire. La médication par des applications de fomentations alcalines tièdes ou des liniments alcalins ne sera pas dangereuse, comme le serait l'emploi du froid et des répercussifs astringents. On devra cependant, en même temps que l'on cherche à faire dissoudre les dépôts inorganiques, provoquer leur élimination du torrent circulatoire en excitant, en augmentant ou exagérant même toutes les excrétions : il faut pour cela faire manger peu, boire beaucoup, et respirer largement, afin de désobstruer le foie, les reins et les poumons.

L'usage des eaux minérales alcalines, *intus* et *extra*, a été vanté par les uns et blâmé par les autres. M. Petit et ses partisans les considèrent comme un remède souverain ; M. Prunelle et les siens en ont signalé les graves dangers. Les faits contradictoires rapportés des deux côtés ne pourraient-ils pas être expliqués par l'appréciation des doses et du soin plus ou moins grand que l'on a de les approprier avec la puissance d'élimination des divers malades? Il est indispensable d'en surveiller chaque jour les effets, d'en restreindre ou d'en suspendre l'emploi aussitôt que les urines du malade cessent d'avoir une réaction acide et tendent à l'alcalinité au moment de leur émission.

M. Piorry, dans le tome III, p. 497, de son *Traité de médecine pratique,* rapporte une observation remarquable d'une attaque de goutte promptement dissipée à la suite de l'emploi du bicarbonate de soude à très-haute dose. Cet homme, robuste, âgé de 60 ans, fils de goutteux, avait eu lui-même trois attaques de goutte aux orteils et aux doigts; elles avaient été douloureuses et duré d'une à deux semaines. Étant pris d'une nouvelle attaque très-violente aux deux pieds, le second jour, alors que le mal allait en augmentant et s'accompagnant d'un état fébrile, M. Piorry lui prescrivit 25 centigrammes de bicarbonate de soude par verrée d'une boisson aqueuse, prise par demi-verrée, toutes les demi-heures. Le malade prit par grammes ce que le médecin avait ordonné par centigrammes; il but plusieurs cuillerées de cette liqueur où entrait par conséquent 6 à 8 grammes de ce sel dans une petite quantité de véhicule. Or il ne survint aucun accident angibromique, et, chose remar-quable, le soir même, la phlegmasie de chaque pied était infiniment moins marquée, les douleurs et la fièvre se dissipèrent complétement, et l'attaque de goutte avorta. Certes, ajoute M. Piorry, nous n'oserions jamais prescrire ou conseiller de telles doses de bicarbonate de soude; mais au moins l'observation dont il s'agit augmentera notre confiance dans les bicarbonates alcalins, et nous encouragera, dans de tels cas, à en augmenter les doses.

Galien avait employé déjà du vieux fromage devenu ammoniacal pour provoquer les dissolutions des tophus. Aetius d'Amida, et après lui Alexandre de Tralles, savaient que rien n'est meilleur pour faire disparaître les concrétions tophacées qu'un onguent dont ils disent s'être servis longtemps avec succès, et qu'ils composaient avec de la fleur de nitre et la lessive des laveurs de laine.

Van Swieten, après s'être élevé contre l'opinion du vulgaire et des médecins qui croient qu'il n'y a plus rien à faire contre la goutte, quand une fois il y a des tophus dans les articulations, cite l'observation propre à Sydenham sur les bons effets d'un long exercice journalier, et il dit : « Nec desunt in arte auxilia a quorum ap-« plicatione sperari potest horum tumorum solutio. »

Ensuite, après avoir donné plusieurs formules d'onguents vantés par les anciens, il fait connaître celui qu'il employait lui-même avec succès pour faire dissoudre ces composés inorganiques. Voici la préparation dont il se servait et qu'on trouve à son 1277[e] paragraphe : «In laboris compendium, tartarum crudum, in pulverem redac-« tum, cum tripla copia calcis vivæ mixtum, curavi reponi in furno «figulo, in quo validus ignis satis diu agit : refrigerato furno, mas-« sam hanc salinam curavi solvi in aqua : filtro depuratum lixivum «inspissabatur in salem, qui clausis accurate vasis servandus est, «ne in aere deliquescat. Hujus salis talem copiam in aqua pura, vel « et distillata, ex *floribus rosarum, Sambuci,* etc. solvi, ut hæc solutio «gustata nullum linguæ dolorem faceret, vel notabilem saporis «molestiam ; tunc enim certus eram a cute facile tolerari posse. «Linteis hac solutione calida madidis fovebantur tophi podagrici «et quidem pulchro cum affectu : paucis enim diebus quandoque «solvebantur. »

En agissant de cette manière, le célèbre commentateur mettait à profit la propriété qu'ont les fomentations alcalines pour dissoudre les tophus, sans s'exposer, comme le faisaient souvent les anciens, qui, avec leurs préparations trop actives, devaient quelquefois ronger et ulcérer la peau, à faire souffrir, par cette érosion sans utilité, un malade qui a déjà bien assez d'autres douleurs et d'autres ennuis à supporter : cela rendrait ensuite impossible l'emploi de moyens très-puissants pour aider la résolution des tumeurs, comme le sont le massage, les claquements, la malaxation, les frictions régulières mêlées de pressions intermittentes, poussant les liquides des extrémités vers le centre ; puis la compression méthodique avec la position élevée du membre au-dessus du centre du corps, moyen dont le professeur Piorry a, le premier, fait connaître les grands avantages pour tous les états congestifs.

Scudamore dit, t. II, p. 74 : « Lors du premier dépôt du composé urique qui constitue ces concrétions, les remèdes peuvent, en grande partie, si ce n'est entièrement, obvier aux inconvénients qui seraient certainement produits par la négligence. D'après la prompte solubilité de l'acide urique dans la liqueur de potasse pure, j'ai pensé à l'emploi de ce remède appliqué extérieurement, et dans trois exemples de dépôt récent, il fut suivi d'un succès tel, que la concrétion, qui était visible sous la peau, se dissipa graduellement. »

Un de ces malades éprouvait depuis longtemps des douleurs et une inflammation occasionnelle à la suite de la tuméfaction des capsules synoviales des deux mains ; elles avaient l'apparence de tumeurs osseuses considérables, et l'examen démontrait que ces capsules étaient remplies de matière urique. L'usage du liniment alcalin amena rapidement la diminution des tumeurs ; la peau très-tirée se relâcha, et le mouvement des doigts fut beaucoup plus libre. Scudamore affirme, d'après sa grande expérience, que dans les cas de goutte tophacée, on peut produire beaucoup de bien par des remèdes et par un régime appropriés. Dans les cas où les concrétions sont très-anciennes et très-endurcies, on comprend que l'absorption est plus difficile, et qu'il faut une grande persévérance dans l'emploi de ces moyens.

Si l'on veut pouvoir accorder les auteurs qui parlent de la guérison des déformations arthritiques, tandis que beaucoup d'autres les considèrent encore comme incurables, il faut savoir que souvent ces déformations articulaires ne sont pas causées seulement par des dépôts inorganiques, par des sels terreux, par des urates de soude, de chaux, etc.; mais aussi qu'il en est qui sont formées par des accumulations de matériaux fibrineux fournis par un état phlegmasique. Tandis que ces premières déformations sont la suite d'un état hyperoxurémique, ces dernières sont amenées par l'hyperplastémie. Les articulations déformées par la goutte sont bosselées inégalement par les tophus. Les articulations des doigts, qui sont alors crochus, déjetés et déviés en forme de botte de panais, sont irrégulièrement développées ; tandis que les jointures déformées par le rhumatisme présentent un aspect fusiforme et sont régulièrement obrondes. La médication alcaline est absolument inefficace pour le traitement des altérations organiques purement rhumatismales, et dans ces cas le mouvement est plus nuisible qu'utile. C'est avec de la teinture d'iode, *intus* et *extra*, qu'il faut en obtenir la diminution et la guérison ; cette teinture d'iode doit être prise à l'intérieur en même temps que les aliments et comme on le fait pour les ferrugineux. Puis, après en avoir badigeonné l'articulation malade, il faut aider à son action par la compression méthodique d'un appareil dextriné, alternant avec des vésicatoires volants et de larges cataplasmes de sable chaud, ainsi que l'ont fait successivement et avec succès MM. Gendrin, Schützenberger, Delioux, Lasègue, Aran, Gintrac, etc.

Quand les deux anomémies ont successivement agi pour produire ces altérations, c'est par une médication combinée qu'il faut nécessairement chercher à les traiter, et cela fait comprendre pourquoi, quand on a imparfaitement diagnostiqué ces déformations dues au rhumatisme goutteux, il est si difficile d'en opérer la guérison.

Je voulais d'abord me borner à indiquer les médicaments, sans en donner ni les doses ni les formules, parce que j'ai appris et j'admets qu'il est une règle générale en thérapeutique raisonnée, qui enseigne que les doses et les combinaisons des médicaments peuvent et doivent subir d'innombrables modifications suivant un grand nombre de cas particuliers, tels que les habitudes du malade, son tempérament, son âge, puis les périodes, l'intensité et le siége des maladies. Il faut bien savoir aussi que les médicaments, surtout ceux qui sont composés avec des substances organiques, peuvent varier dans telle ou telle officine. J'ai été moi-même victime de mon ignorance à cet égard ; car, ayant voulu prendre une dose simple de

teinture de colchique, qui venait de chez un pharmacien, mon voisin, et n'en ayant ressenti absolument aucun effet, je commis l'im-
prudence d'en demander une dose et demie dans une autre pharmacie, et j'en fus horriblement secoué. M. le professeur Moquin-
Tandon m'a dit avoir éprouvé le même inconvénient à Toulouse,
où le Dr Viguerie lui donna, par erreur, le *sirop* pour le *vin* de
colchique en même quantité que celle de ce même vin qu'il avait
prise avant, sans aucun mauvais résultat. Les formules de ces préparations sont très-variées ; il est de la plus grande importance que
ces médicaments ne soient pas substitués les uns aux autres. Le médecin doit non-seulement spécifier avec le plus grand soin la formule
dont il entend faire emploi, mais encore être prévenu par le pharmacien, quand celui-ci cesse de donner au même malade une ancienne
préparation et fournit un autre médicament préparé d'après la même
formule, mais nouveau ; car, dans ce cas, ils peuvent être d'une
énergie très-différente, parce que ces préparations sont très-altéra-
bles et en fort peu de temps.

M. Kuhn dit (*loc. cit.*, p. 39) que les colchicacées agissent en
vertu d'un principe végétal qui leur est propre, et que leur action
est analogue et n'offre de différence que par leur intensité. D'après
lui, parmi les végétaux de cette famille, le colchique d'automne mérite d'être préféré, parce qu'il est indigène, qu'il est très-répandu, et
que son action est moins violente. Il préfère les graines et les fleurs
aux bulbes de cette plante, pour les préparations pharmaceutiques,
parce que leur activité ne varie pas autant. Les semences doivent
être récoltées quand elles sont foncées en couleur ; ce signe de matu-
rité fait qu'on ne peut pas se tromper sur le temps de leur récolte.
Quand elles sont séchées à l'air libre et puis déposées à l'abri de
l'humidité, elles se conservent indéfiniment.

Quant aux fleurs, il faut les cueillir avant qu'elles soient fanées,
parce qu'après elles ont perdu une partie de leur efficacité. On doit
toujours les employer à l'état frais pour les préparations médicinales

à l'usage interne, afin d'avoir des compositions aussi uniformes que possible.

Quand on veut se servir des bulbes, il faut les récolter vers la fin de juillet ou au commencement d'août, parce qu'alors le vieux bulbe a entièrement disparu, que le nouveau est dans son complet développement et jouit de toutes ses propriétés, tandis qu'il n'en est plus ainsi quand le tubercule qui devra succéder à celui-ci commence à se former. La négligence de ces précautions a contribué pour beaucoup à faire abandonner les préparations de colchique comme inefficaces, ou au contraire à les faire redouter comme trop violentes et trop actives.

On s'accorde généralement aujourd'hui à préférer l'emploi des graines ou des fleurs, tant parce que leur action serait moins irritante que celle des bulbes, que parce qu'aussi il est bien plus facile d'en obtenir des préparations plus régulières et plus fidèles, puisque ces fleurs et ces graines peuvent toujours être récoltées en temps convenable, et qu'alors on ne doit observer dans leurs effets que ces variations en limites peu étendues que l'on retrouve dans tous les végétaux, tandis que pour les bulbes, à cause de ce que j'en ai dit, cela devient assez difficile.

« Les recettes des préparations de colchique, dit M. Bouchardat, à la page 139 du tome Ier de son *Traité de matière médicale et de thérapeutique,* sont si variables dans les formulaires, qu'il sera toujours utile de transcrire en entier la formule du médicament que l'on veut employer. »

La préparation dont je me suis servi pour moi-même avec succès, et que je conseille à ceux qui veulent bien se confier à mes soins, consiste en une teinture préparée avec une partie de semences concassées et huit parties d'acool à 33 degrés. C'est le médicament que les auteurs modernes disent être le plus identique et se conserver le mieux.

Je commence par la dose de 1 gramme ou 32 gouttes par jour, je la divise en quatre parties de 8 gouttes chaque, et je ne l'administre qu'à

deux heures au moins d'intervalle. En la donnant ainsi en plusieurs
fois et dans un espace de temps assez éloigné, je veux pouvoir m'arrêter aussitôt que je lui vois produire l'effet que je recherche, à
savoir : l'apaisement des douleurs. Afin d'éviter l'action topique
du colchique sur le canal alimentaire, j'étends les 8 gouttes de
teinture dans une petite tasse de thé ou mieux de café faible et que
l'on peut édulcorer avec du sucre. Le lendemain je ne continue pas
le colchique, quel qu'ait été le résultat que j'en aie obtenu, et je
fais prendre au malade, qui n'a pas été assez soulagé par cette première dose de la teinture de ces graines, une préparation de quinquina. Celle qui m'a le mieux réussi, c'est 1 gramme de sulfate de
quinine rendu soluble par une quantité suffisante d'eau de Rabel.
Je partage cette dose également en quatre parties de 25 centigrammes chaque, et je les fais prendre aussi, à deux heures d'intervalle
chacune, dans une tasse de café léger.

Pour ménager l'estomac, je fais prendre alternativement par la
voie anale ces mêmes quantités de colchique et de quinquina ainsi
fractionnées dans des quarts de lavement, et données également à
deux heures d'intervalle.

L'administration du colchique et du quinquina soit par la bouche,
soit par l'anus, doit toujours être précédée par des lavements simples ou faiblement laxatifs, afin que l'intestin soit nettoyé avant et
autant que possible. Cette précaution facilite leur absorption autant
dans l'estomac que dans le tube intestinal.

Si, au moyen de cette première dose de teinture de colchique, je
n'obtiens pas le résultat que j'en attends, j'augmente chaque fois
cette quantité d'un quart, le troisième jour, c'est-à-dire le lendemain de l'administration du sulfate de quinine, dont je n'élève
jamais la dose au-dessus de celle de 1 gramme par jour ; mais, pour
la teinture, je l'augmente toujours d'un quart en sus de la dernière
dose qui n'a pas produit l'effet que je recherche, puis je m'arrête,
comme je l'ai déjà dit, aussitôt qu'il se manifeste une diaphorèse et
une diurèse abondantes, qui le plus souvent sont suivies d'un grand

soulagement des douleurs. Jamais, dans aucun cas, je n'ai dépassé la dose de 6 grammes par jour, fractionnée en quatre prises, espacées de trois à quatre heures, et étendues dans une quantité double de véhicule.

M. Monneret a porté l'administration de cette teinture jusqu'à la quantité de 16 grammes par jour. Cependant M. Gairdner fait observer (*loc. cit.*) que le colchique ne procure jamais plus de soulagement que lorsqu'il agit doucement, sans produire ni douleurs ni grandes évacuations alvines. C'est pour cette raison qu'il conseille toujours l'administration des préparations de cette plante à la dose la plus faible que possible, pourvu qu'elle soit suffisante pour produire un effet.

J'ai remarqué qu'à dose égale, les préparations de potasse sont plus rapidement efficaces que celles de soude et des autres alcalis, soit pour bains, lotions, fomentations, liniments, et aussi pour l'usage interne comme boissons ou purgatifs.

Chaque accès de goutte, chez chaque goutteux, demande une étude particulière, et les doses doivent être en rapport avec la susceptibilité du sujet et la période de la maladie, etc. etc.

Voici cependant comment ces derniers médicaments me paraissent devoir être généralement employés : et d'abord, comme pour le colchique et le quinquina, on doit suspendre l'administration de tout agent pharmaceutique quelconque dès que l'exercice musculaire suffisant est redevenu possible. Ceci doit être bien posé, et si je l'ai si souvent répété, c'est parce qu'on ne saurait jamais trop le redire puisqu'on l'oublie toujours. Je mets 250 grammes de carbonate de potasse par bain. Pour les lotions chaudes et les fomentations sur les articula tions envahies par les tophus, j'emploie une solution de potasse assez étendue d'eau, seulement pour n'être pas caustique ; il faut maintenir ces applications sur les parties malades pendant toute la nuit, et le plus longtemps possible dans la journée, surtout quand ces jointures sont envahies par des concrétions tophacées très-anciennes. Pour un liniment, je fais un mélange de la même substance avec de l'huile d'amandes douces en suffisante quantité, aussi seulement pour lui enlever sa causticité. Scudamore mettait parties égales de potasse et de lait d'amandes, et il renouvelait l'application de ce liniment trois ou quatre fois par jour. Pour boisson, je fais prendre dans la journée de 1 à 2 grammes de bitartrate de potasse dissous dans 1 litre d'eau ou bien de tisane faite avec une décoction légère de feuilles de frêne ou de racine de gentiane, que l'on aromatise avec de la teinture de vanille, de cannelle, de ravensara, ou avec de l'alcoolat d'orange ou de citron, suivant le goût du malade, et qu'on peut édulcorer ou non avec du sucre, suivant qu'il le préfère. Pour purgatif, je donne ce même bitartrate de potasse à la dose d'environ 30 grammes dissous dans 200 grammes d'eau chaude, qu'on laisse refroidir ou plutôt tiédir après y avoir ajouté le jus d'un citron. Si l'on ne veut pas se servir des autres sels neutres de cette même base et à acides organiques pouvant aussi se transformer en carbonate dans le torrent sanguin, l'huile de ricin récente est alors ce qu'il y a de mieux pour purger doucement.

On ne doit jamais saigner les goutteux qui sont affaiblis par la longue continuité de cette affection, et bien savoir que les émissions sanguines abondantes leur ont été rapidement funestes. De petites saignées peuvent cependant être utiles dans la première période de la maladie et lorsqu'il y a de violents maux de tête; alors, en ayant égard à la constitution du malade, à son âge et à la saison, une saignée, proportionnée à son influence sur la circulation, produit rapidement un bon résultat et rétablit les excrétions, ainsi que l'ont vu dans ces cas Rusch, Huxham, de Haen, Hoffmann, Musgrave et Cullen. Mais ces saignées, pratiquées aux doses en usage dans les inflammations, sont très-nuisibles; elles produisent, dit Gairdner, une trop grande déplétion, abattent les forces, qui sont le meilleur moyen de guérison, prolongent alors la maladie ou risquent de déterminer des accidents mortels. A moins d'indication contraire, la quantité de sang que fournit habituellement la saignée du pied est suffisante, et il est très-utile de choisir ce lieu pour la pratiquer. Il vaut mieux poser des sangsues à l'anus des goutteux que leur ouvrir la veine du bras.

Il est une précaution sur laquelle je veux encore insister, quoique j'en aie déjà parlé. Toutes les fois que l'on administre à un malade soit du colchique, soit du quinquina, soit des alcalins, dans le but de calmer les douleurs, il faut dire et répéter aux goutteux que l'on ne leur donne toutes ces drogues que pour leur faciliter les mouvements et le travail musculaire, et que s'ils profitent de leur soulagement seulement pour reprendre le train de vie qui avait amené la goutte, ils doivent bien savoir que c'est tout simplement un poison qu'ils viennent de prendre, et qu'il serait infiniment plus avantageux pour eux qu'ils n'en eussent jamais usé, car de cette façon, ils vont hâter leur mort en ne suivant pas après cela le régime qui leur a été prescrit.

Ensuite, pendant tout le temps du traitement, il est excessivement important que le malade ait à sa portée tous les moyens nécessaires pour rubéfier rapidement la surface cutanée des extrémités des membres inférieurs, et même, s'il le faut, non-seulement toute la surface des pieds, des jambes et de la moitié des cuisses, mais aussi les mains et les avant-bras, afin de pouvoir arrêter au plus tôt une fluxion qui tendrait à se faire sur un viscère important. Ces moyens doivent être continués ou augmentés en énergie par des épispastiques tant que les symptômes de cette fluxion persistent ou augmentent et menacent la vie.

Faut-il mettre les goutteux, pendant le cours de leurs accès, à une diète sévère? Le plus souvent, ils ont dans ce moment fort peu d'appétit. « La goutte desgouste, » dit le proverbe. Le malade doit-il se priver absolument de nourriture? Non, parce que la physiologie expérimentale a prouvé qu'un animal herbivore qu'on fait jeûner est mis par ce seul fait au régime exclusivement animal, car il vit alors de sa propre substance, et, au lieu de continuer à rendre comme avant des urines alcalines, il finit par les avoir aussi acides que le sont celles des carnivores que l'on nourrit exclusivement de chair. D'après cela, tant qu'un malade, au moment de ses grandes douleurs, n'en demande pas davantage, on doit lui permettre et même lui conseiller de simples potages maigres, liquides, peu copieux, et à son choix; puis, quand l'appétit lui revient, il faut se souvenir que, si un régime trop animalisé, trop succulent, leur est très-préjudiciable, d'un autre côté, la nourriture entièrement tirée des végétaux peut être d'une digestion très-difficile pour eux, et les rendre mous et incapables d'exécuter les mouvements indispensables à leur entière guérison.

La boisson qui en mangeant leur convient le mieux, c'est encore un peu de vin avec beaucoup d'eau.

Quant au régime exclusivement lacté qu'on avait tant vanté, déjà Liger, dans son traité sur la goutte, avait fait cette remarque, que toutes les fois qu'un individu se soumettait à ne manger qu'une seule espèce d'aliments, cela pouvait lui être utile, mais seulement parce que cela l'empêchait d'avoir envie d'abuser de cette nourriture, et d'en prendre au delà de son appétit. Puis M. Bouchardat a fait observer que, le lait et les œufs étant précisément les aliments de l'accroissement et de la réparation, et non ceux de la force et de la vigueur musculaire, parce qu'ils sont les plus difficiles à détruire et à dépenser, ce lait ou ces œufs sont au contraire la nourriture qui convenait le moins aux goutteux.

Ce qui leur est le plus utile tant qu'ils sont convalescents, c'est une petite quantité de chair musculaire, peu cuite, grillée ou rôtie, saignante, et puis une égale proportion de végétaux frais, très-cuits, avec des fruits en compote; le tout toujours en aussi petite quantité que possible, sans cependant les affaiblir. Car en tout temps, mais surtout au moment de leurs attaques, les goutteux doivent maintenir leur ration alimentaire en rapport avec la dépense qu'ils peuvent en faire. Là, mais là seulement, est leur régime préservatif et curatif.

CONCLUSION.

> S'il est possible de trouver quelque moyen qui
> rende communément les hommes plus sages et plus
> habiles qu'ils n'ont été jusques ici, je crois que c'est
> dans la médecine qu'on doit le chercher.
>
> (Descartes, *Discours sur la méthode,* 6ᵉ part.)

Par ce que j'ai pu lire ou entendre, par ce que j'ai observé ou
éprouvé moi-même dans les conditions diverses et très-opposées
dans lesquelles s'est déjà passée une grande partie de ma vie, j'ai
été conduit à penser que les causes des affections goutteuses, comme
celles de la plupart des autres maladies chroniques de l'individu et de
la société, doivent être ramenées et réduites à une question de nourriture mal réglée, et d'occupations mal dirigées et mal combinées.

La goutte surtout nous attaque parce que nous négligeons d'exercer
habituellement, d'une manière convenable, en même temps, et dans
leur ensemble, les divers appareils de l'organisme dont le Créateur
nous a momentanément revêtus, pour le faire servir au développement de notre être, dans son intégralité, pendant notre passage sur
cette terre.

Après avoir écouté notre sentiment et consulté notre raison, nous
sommes forcés de convenir, afin d'obéir à la conscience dont Dieu
nous illumine, que s'il nous a donné à tous et des muscles, et des
sens, et un cerveau, c'est précisément parce que chacun de nous
doit nécessairement concourir et aux productions de la puissance
physique, et aux créations de l'esprit.

Dans quel but serions-nous venus en ce monde, tous construits
ainsi, si ce n'était pour y travailler chaque jour, autant par l'énergie
du corps que par l'activité de l'âme, au perfectionnement synthé-
tique et réciproque de tout notre individu, et à celui de nos semblables dont il est étroitement solidaire?

Pouvons-nous espérer de nous acquitter religieusement envers
l'alliance humaine de toutes les avances que l'innéité et la civilisa-

tion nous ont déjà faites, si ce n'est en joignant tous nos divers efforts individuels à ceux du faisceau de nos frères, pour nous avancer de plus en plus, tous ensemble et en bons parents, par cette aide mutuelle et cette active et complète coopération de toutes nos aptitudes, vers le but idéal de notre noviciat terrestre : le bonheur de famille, par la vertu, la science, l'art, dans le travail, la santé, l'aisance ?

Il est une foule de maladies diathésiques qui paraissent tourmenter fatalement les hommes, mais qui, sorte de mystérieux protées, comme la goutte en ses nombreuses métamorphoses, ne sont si terribles et ne passent pour incurables que parce que nous en méconnaissons la véritable origine héréditaire ou personnelle; et oubliant nos devoirs et nos droits, nous ne pouvons devenir, comme le désire Descartes, communément et plus sages et plus habiles, par l'exercice perfectif et productif de tous nos organes et de toutes nos facultés.

Les progrès faits par les sciences médicales en sont arrivés à prouver que le traitement en même temps le plus certain et le plus facile de ces maladies constitutionnelles réside principalement dans la coordination physiologique de tous les mouvements fonctionnels. On peut voir, à l'hôpital de la Charité, le parti que le professeur Piorry tire tous les jours de cette philosophie thérapeutique, pour les malades de cette catégorie, que l'on avait avant, et pendant longtemps, vainement gorgés de drogues. J'ai dû moi-même aux préceptes que j'avais puisés à son école le bonheur de concourir, il y a six ans, à l'entière guérison d'une lypémanie alarmante dont était affecté le fils de mon savant ami M. Philippe Le Bas. La vie et les travaux des champs, joints à une thérapeutique des plus simples, rendirent bientôt et définitivement à ce jeune homme l'usage de toutes les facultés qu'il avait perdues sur les bancs d'un collége, à la suite d'une indigestion de grec et de latin.

La science comme la morale enseignent et démontrent donc que le travail corporel et le travail intellectuel sont dans leur indispensable union une nécessité absolue du bien-être de notre double nature, tant pour nous développer et nous conserver que pour nous guérir ; si l'exercice approprié et bien réglé fortifie nos organes et augmente nos facultés, il peut aussi rétablir leur harmonie quand elle a été accidentellement troublée.

Ces occupations ainsi combinées doivent toujours être proportionnées à l'âge et à la conformation de chacun; mais, dans leur simultanéité, elles nous sont à tous nécessaires non-seulement dès nos plus jeunes ans, pendant l'âge mur, mais aussi jusqu'au moment où, par l'entière désorganisation de son instrument périssable, notre persistante personnalité quittera sa demeure, tout en se maintenant identique, malgré le changement total de son substratum, comme elle résiste dans sa continuité et son individualité au milieu des mutations partielles et incessantes du double courant qui apporte et enlève constamment quelques-uns des éléments nutritifs qui forment le corps.

Ainsi la science nous démontre, comme le sens intime nous l'avait appris déjà, que dans toute son identité cette âme qui n'était dans ce corps qu'afin de s'y individualiser l'abandonne entièrement pour parvenir, alors libre et rapide comme l'est toujours la pensée, au définitif séjour où nous rencontrerons tous ceux qui nous ont aimé. Vraie famille, désormais aussi immortelle qu'affectueuse, au milieu de laquelle nous irons recevoir, comme notre conscience nous en avertit sans cesse, l'équitable rémunération de l'usage qu'en être conscient et responsable, chacun de nous aura fait, pour lui-même et pour ses semblables, des puissances et du libre arbitre dont l'Être parfait nous a tous doués en vue de notre personnelle et mutuelle perfectivité. Avenir divin, dont, en bon père, l'Éternel nous donne, dès ce monde, l'intime et indubitable assurance en en plaçant providentiellement dans chacun de nous l'insatiable désir et le perpétuel pressentiment, révélant ainsi à tous qu'il nous a créés à son image, et faits semblables à lui, pour nous porter à nous rapprocher de plus en plus de sa perfection, par notre amour, nos efforts, et notre reconnaissance pour ses bontés, en nous dévouant à ses enfants, nos frères.

La Médecine, se trouvant, par ses études et sa profession, fort souvent face à face avec la mort, doit retirer de cet habituel contact assez d'abnégation et de fermeté pour oser s'unir à la Philosophie, sa sœur, afin de présenter avec elle, aux hommes qui nous dirigent, sans craindre de recevoir d'eux un mauvais accueil, ou de ne pas en être écoutées pendant longtemps, les éléments que l'une et l'autre ont trouvés pour la solution des problèmes qu'ils doivent se poser, dans le but de fortifier la santé générale et de prévenir les maladies.

Dans son cours d'hygiène, qu'il a rendu si transcendant et si pratique, le professeur Bouchardat, après avoir démontré la nécessité du travail musculaire pour le maintien de la santé, disait dernièrement : « Il est possible, Messieurs, qu'au point de vue des économistes et des industriels, la division du travail soit utile à quelques-uns pour la confection à bon marché de certains produits ; mais, devant la Médecine et pour l'hygiène physique et morale de l'homme, cela est détestable. » Et le traité des dégénérescences physiques, intellectuelles et morales, de l'espèce humaine, par le Dr Morel, pourrait servir de preuve péremptoire à l'appui de la proposition de l'éminent hygiéniste.

Un jour, me trouvant avec le regrettable auteur des lettres sur l'anatomie et la pathologie de l'encéphale, dans le bureau de rédaction du recueil périodique où il a d'abord inséré les premiers mémoires qui composent son ouvrage sur l'éducation publique ; j'entendis ce savant médecin soutenir que s'il y avait tant de manœuvres abrutis ou féroces, tant de savants au corps rabougri ou au cœur sec, tant d'artistes monomanes ou sensualistes, c'était surtout à la division extrême du travail que ce fâcheux résultat était dû. Et le livre que Lallemand laisse malheureusement inachevé est un plaidoyer éloquent et rempli de faits que ce célèbre professeur académicien avait entrepris dans le dessein de faire cesser ce grand mal.

Platon, dans le livre III de sa République, avait déjà fait une remarque analogue : « Crois-tu, mon cher Glaucon, comme bien d'autres se l'imaginent, que la musique et la gymnastique aient été établies, l'une pour former l'âme, l'autre pour former le corps ? — Pourquoi pas ? — C'est qu'il me semble que l'une et l'autre ont été établies principalement pour l'âme. — Comment cela ? — As-tu pris garde à la disposition du caractère de ceux qui se sont exclusivement appliqués toute leur vie à la gymnastique ou à la musique ? — De quoi veux-tu parler ?— Je veux parler de la rusticité, de la dureté, de la férocité des premiers, et de la mollesse, de la nonchalance des derniers. » (Traduction de Schwalbé.)

Consultée par Descartes, pour savoir d'elle quel est le moyen de rendre communément les hommes plus sages et plus habiles qu'ils n'ont été jusqu'ici, la Médecine répond : «Étant accepté que la religion doit résumer tous ces préceptes dans celui-ci : « Il faut aimer Dieu par-dessus tout, et nos semblables comme nous-même, » l'hygiène peut condenser ses prescriptions téléiantropiques dans cette formule : « Il faut avantager de plus en plus chacun, dans son âme et dans son corps, de la culture morale, artistique, littéraire et scientifique, pour obtenir en retour de tous, dans leur famille, un travail corporel intelligent, alors aussi utile à leur personne que profitable au bien-être de tous leurs semblables. »

Le jour où ce vœu médical sera accompli, toutes ces maladies que l'on avait d'abord confondues sous le nom de gouttes, avec toutes leurs dégénérescences hypertrophiques ou hypotrophiques, causées par une nourriture ou surabondante ou insuffisante, disparaîtront, et un autre Giannini pourra dire alors : « Se la gotta ha veduto « nascere la medecina, la medecina ha veduto morire le gotte. »

Alors en effet tous les prédisposés à ces diverses maladies pourront connaître, comprendre et pratiquer l'aphorisme d'Hippocrate, sous la protection duquel j'ai placé ce travail, et que la science moderne traduit ainsi : La santé se maintient en consommant une nourriture simple, mixte, variée, et suffisante seulement pour réparer les pertes occasionnées par un labeur raisonné et productif de l'ensemble des aptitudes de notre double puissance.

Je serais bien heureux, si je pouvais espérer qu'en reproduisant les idées de mes prédécesseurs, de mes maîtres, et de mes amis, j'ai pu, comme Alexandre de Tralles, avec l'hermodacte, aider ou entraîner mes compagnons d'infortune ou de voyage à marcher vers ce but.